组织学与胚胎学

实验教程（第二版）

ZUZHIXUE YU PEITAIXUE SHIYAN JIAOCHENG

主　编　李永红　周　雪

副主编　杨桂枝

编　委　章　为　王　蕾　赵　佳
　　　　彭　谨　丁　艳　郑　翔

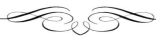

四川大学出版社

责任编辑:毕　潜
责任校对:唐　飞
封面设计:墨创文化
责任印制:王　炜

图书在版编目(CIP)数据

组织学与胚胎学实验教程 / 李永红,周雪主编. —成
都：四川大学出版社,2013.1
　ISBN 978－7－5614－6480－9

　Ⅰ.①组… Ⅱ.①李… ②周… Ⅲ.①人体组织学－
实验－医学院校－教材②人体组织学－实验－医学院校－
教材　Ⅳ.①R32-33

中国版本图书馆 CIP 数据核字（2012）第 317195 号

书　名	组织学与胚胎学实验教程(第二版)
主　编	李永红　周雪
出　版	四川大学出版社
地　址	成都市一环路南一段24号 (610065)
发　行	四川大学出版社
书　号	ISBN 978－7－5614－6480－9
印　刷	郫县犀浦印刷厂
成品尺寸	185 mm×260 mm
印　张	9
字　数	234 千字
版　次	2013 年 1 月第 2 版
印　次	2022 年 1 月第 3 次印刷
定　价	30.00 元

◆读者邮购本书,请与本社发行科
　联系。电 话:85408408/85401670/
　85408023　邮政编码:610065
◆本社图书如有印装质量问题,请
　寄回出版社调换。
◆网址:http://www.scup.cn

版权所有◆侵权必究

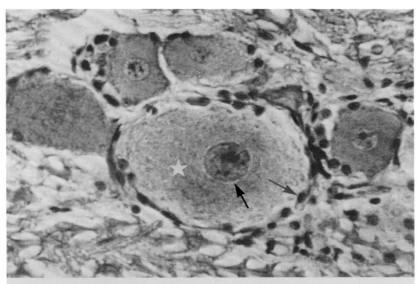

彩图2-1　神经细胞　Nerve cell

(脊神经节　HE 3.3x40)
↑　细胞核　　　　nucleus
↑　核仁　　　　　nucleolus
★　细胞质　　　　cytoplasm
↑　被囊细胞　　　capsule cell
　　(卫星细胞　　satellite cell)

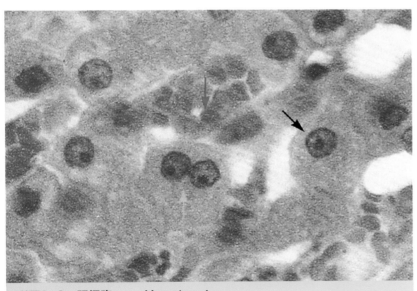

彩图2-2　肝细胞　Hepatocyte

(肝　HE 3.3x40)
↑　肝细胞核　　　nucleus of hepatocyte
↑　双核肝细胞　　binucleated hepatocyte
↑　红细胞　　　　erythrocyte
　　　　　　　　　(red blood cell,RBC)

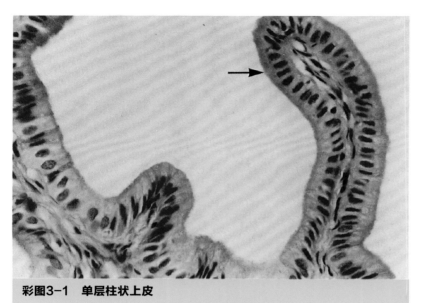

彩图3-1　单层柱状上皮

Simple columnar epithelium
(胆囊　HE 3.3x40)
↑ 单层柱状上皮
Simple columnar epithelium

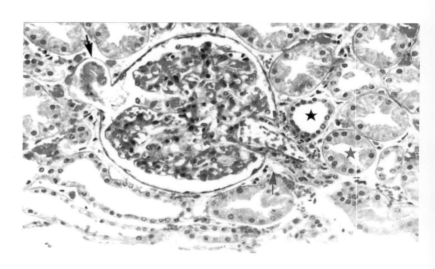

彩图3-2　肾小体

Renal corpuscle
(肾管　HE 3.3x40)
↑ 血管极　　　vascular pole
↑ 尿极　　　　urinary pole
★ 近端小管　　proximal tubule
★ 远端小管　　distal tubule

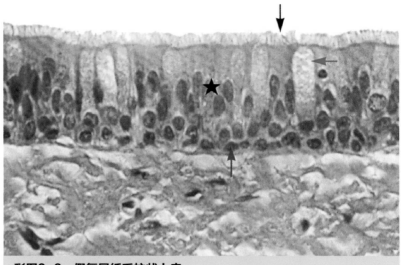

彩图3-3　假复层纤毛柱状上皮

**Pseudostratified ciliated
columnar epithelium**

（气管　HE 3.3x40）
↑　纤毛　　　　cilia
★　柱状细胞　　columnar cell
↑　杯状细胞　　goblet cell
↑　基底细胞　　basal cell

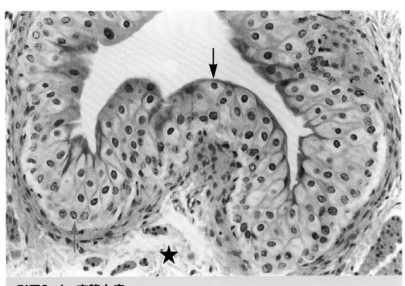

彩图3-4　变移上皮

Transitional epithelium

（膀胱排空状态　HE 3.3x20）
↑　表面细胞　　superficial cell
↑　基底细胞　　basal cell
★　结缔组织　　connective tissue

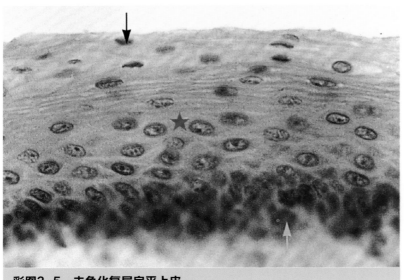

彩图3-5　未角化复层扁平上皮

Nonkeratinized stratified
squamous epithelium

(食管　HE 3.3x40)

↑　扁平细胞　　　squamous cell
★　多边形胞　　　polygonal cell
↑　基底组织　　　basal cell

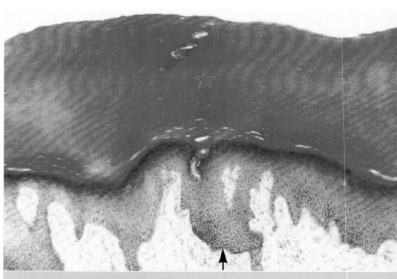

彩图3-6　角化复层扁平上皮

Keratinized stratified
squamous epithelium

(皮肤　HE 3.3x10)

★　表层角质细胞　superficial keratinized cell
↑　基底细胞　　　basal cells

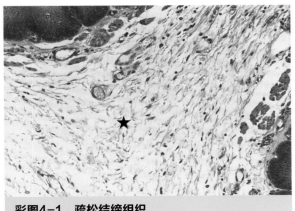

彩图4-1　疏松结缔组织

Loose connective tissue
（食管　HE 3.3x40）

★ 疏松结缔组织　Loose connective tissue

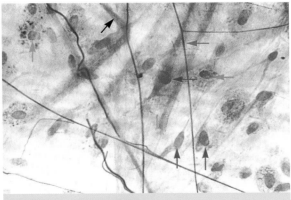

彩图4-2　疏松结缔组织

Loose connective tissue
（兔皮下组织铺片
偶氮卡红-碱复红染色　HE 3.3x40）

↑ 胶原纤维　　collagenous fiber
↑ 弹性纤维　　elastic fiber
↑ 成纤维细胞　fibroblast
↑ 巨噬细胞　　macrophage

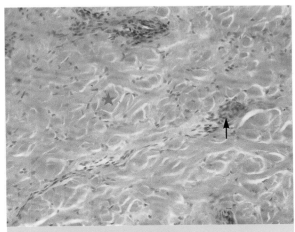

彩图4-3　不规则致密结缔组织

Irregular dense connective tissue
（真皮　HE 3.3x20）

★ 胶原纤维束
bundle of collagenous fibers
结缔组织细胞核
↑ nucleus of connective tissue cell

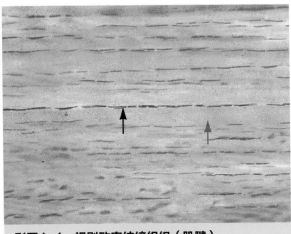

彩图4-4　规则致密结缔组织（肌腱）

**Regular dense connective tissue
(Tendon)**
（肌腱纵切　HE 3.3x20）

↑ 胶原纤维束　bundle of collagenous fiber
↑ 腱细胞　　　tendon cell

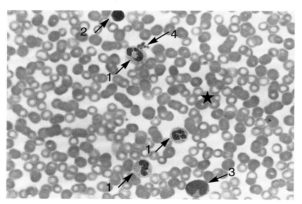

彩图5-1　血细胞

Blood cell
（血涂片　瑞特染色　HE 3.3x20）
1　中性粒细胞　neutrophilic granulocyte
2　淋巴细胞　lymphocyte
3　单核组织　monocyte
4　血小板　blood platelets
★　红细胞　erythrocyte

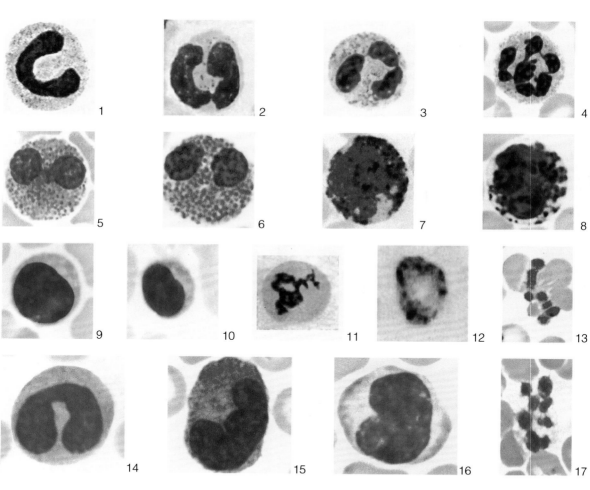

彩图5-2　血细胞　　**Blood cell**

（血涂片　瑞特染色　HE 3.3x100）

1~4　中性粒细胞　neutrophilic granulocyte	11~12　网织红细胞　reticulocyte
5~6　嗜酸性粒细胞　eosinophilic granulocyte	13、17　血小板　blood platelets
7~8　嗜碱性粒细胞　basophilic granulocyte	14~16　单核细胞　monocyte
9~10　淋巴细胞　lymphocyte	

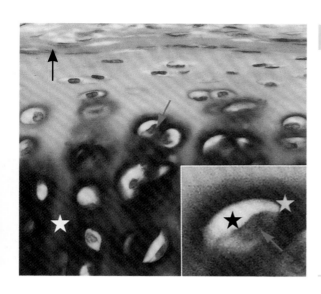

彩图6-1 透明软骨

Hyaline cartilage

(气管　HE 3.3x40)

↑	软骨膜	perichondrium
↑	软骨细胞	chondrocyte
☆	软骨囊	cartilage capsule
★	软骨陷窝	cartilage lacuna
☆	软骨基质	cartilage matrix

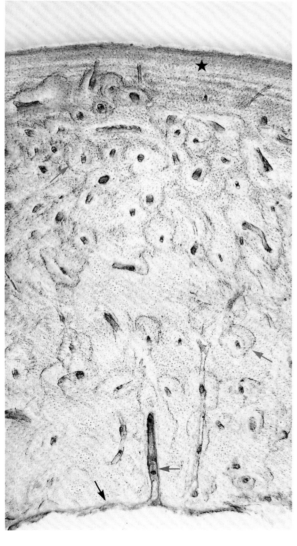

彩图6-2 骨密质

Compact bone

(指骨横切　硫堇苦味酸染色　HE 3.3x4)

★	外环骨板	outer circumferential lamella
↑	内环骨板	inner circumferential lamella
↑	骨单位	osteon
↑	穿通管	perforating canal

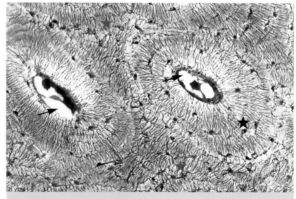

彩图6-3 骨单位

Osteon

(指骨横切　硫堇苦味酸染色　HE 3.3x 20)

↑	骨单位	osteon
↑	中央管	central canal
★	同心圆骨板	
	concentric circular bone lamella	
★	间骨板	interstitial bone lamella

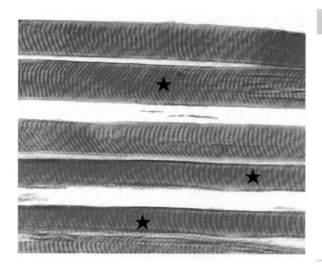

彩图7-1　骨骼肌纤维

Skeletal muscle fiber
(骨骼肌纵切　HE 3.3x10)
★　肌纤维　　　　muscle fiber

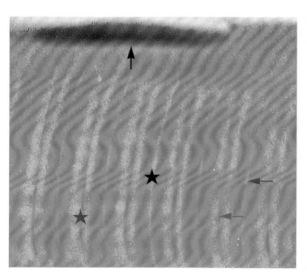

彩图7-2　骨骼肌纤维

Skeletal muscle fiber
(骨骼肌纵切　HE 3.3x100)
↑　H带　　　　　H band
★　暗带　　　　　A band
★　明带　　　　　I band
↑　Z线　　　　　Z line
↑　骨骼肌细胞核　nucleus of skeletal muscle cell

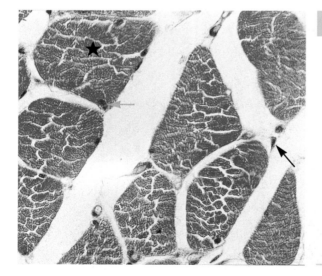

彩图7-3　骨骼肌纤维

Skeletal muscle fiber
(骨骼肌横切　HE 3.3x40)
★　肌原纤维　　　myofibril
↑　肌细胞核　　　nucleus of muscle cell
↑　结缔组织　　　connective tissue

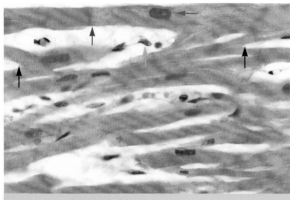

彩图7-4　心肌纤维

Cardiac muscle fiber

(心肌纵切　HE 3.3x40)

↑ 心肌细胞核
  nucleus of cardiac muscle cell

↑ 结缔组织　　　connective tissue

↑ 肌纤维分支
  branch of cardiac muscle fiber

↑ 闰盘　　　　　intercalated　disk

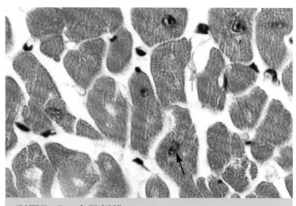

彩图7-5　心肌纤维

Cardiac muscle fiber

(心肌横切　HE 3.3x40)

↑ 心肌细胞核
  nucleus of cardiac muscle cell

↑ 结缔组织　　　connective tissue

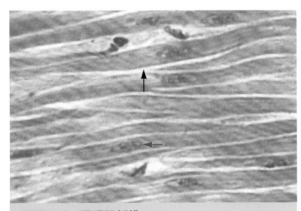

彩图7-6　平滑肌纤维

Smooth muscle fiber

(小肠纵切　HE 3.3x40)

↑ 平滑肌纤维　　smooth muscle fiber

↑ 平滑肌细胞核
  nucleus of smooth muscle cell

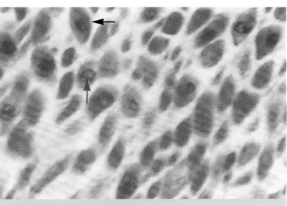

彩图7-7　平滑肌纤维

Smooth muscle fiber

(小肠横切　HE 3.3x40)

↑ 平滑肌纤维　　smooth muscle fiber

↑ 平滑肌细胞核
  nucleus of smooth muscle cell

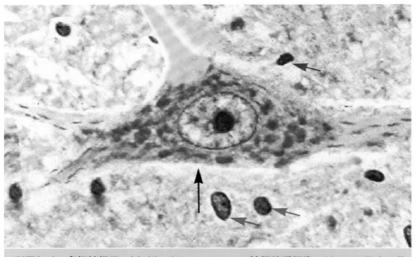

彩图8-1　多极神经元　Multipolar neuron　神经胶质细胞　Neuroglial cell

(脊髓　HE 3.3x40)
↑　星形胶质细胞　astrocyte
↑　少突胶质细胞　oligodendrocyte
↑　小胶质细胞　microglia
↑　神经元　　　　neuron

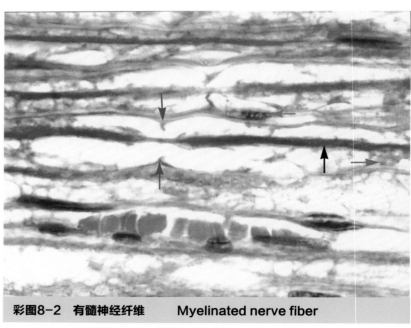

彩图8-2　有髓神经纤维　　Myelinated nerve fiber

(坐骨神经纵切　HE 3.3x40)
↑　轴索　　　　　axon
↑　髓鞘　　　　　myelin sheath
↑　郎飞结　　　　Ranvier node
↑　神经膜细胞核　nucleus of neurolemma cell

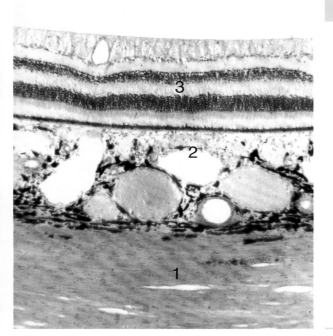

彩图10-1 眼球壁

Wall of eyeball
(眼球 HE 3.3x4)
1 巩膜 sclera
2 脉络膜 choroid
3 视网膜 retina

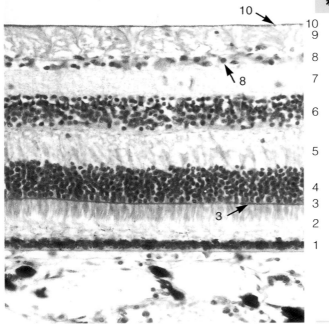

彩图10-2 视网膜

Retina
(眼球 HE 3.3x4)
1 色素上皮层 pigment epithelium layer
2 视杆视锥层 layer of rods and cones
3 外界膜 outer limiting membrance
4 外核层 outer nulear layer
5 外网层 outer plexiform layer
6 内核层 inner nuclear layer
7 内网层 inner plexiform layer
8 节细胞层 layer of ganglion cells
9 视神经纤维层 layer of optic fibers
10 内界膜 inner limiting menbranc

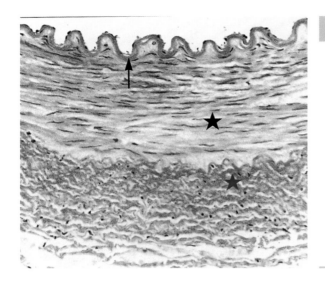

彩图11-1　中动脉

Medium sized artery
（中动脉　HE 3.3x4）
↑　内弹性膜　　internal elastic membrane
★　中膜　　　　tunica media
★　外弹性膜　　extermat elastic membrane

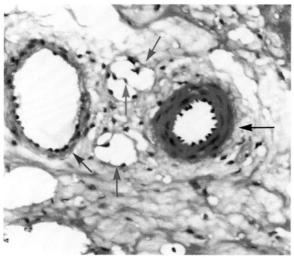

彩图11-2　小动脉、小静脉

Small artery,small vein
（小动脉、小静脉　HE 3.3x10）
↑　小动脉　　　small artery
↑　小静脉　　　small vein
↑　小淋巴管　　small lymphatic vessel
↑　瓣膜　　　　valve

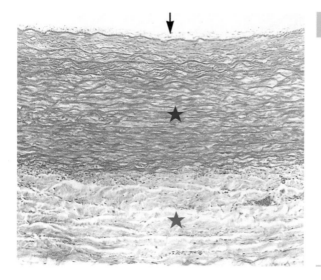

彩图11-3　大动脉

Large artery
（大动脉　HE 3.3x4）
↑　内膜　　tunica intima
★　中膜　　tunica media
★　外膜　　tunica adventitia

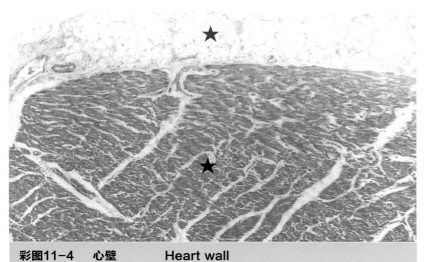

彩图11-4　　心壁　　　Heart wall

（心脏　HE 3.3x4)
★ 心肌膜　　myocardium
★ 心外膜　　epicardium

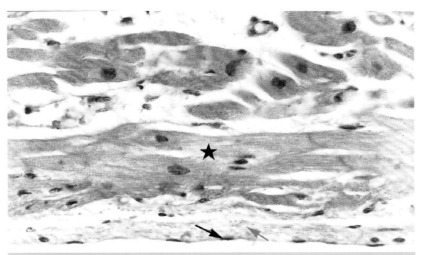

彩图11-5　　内心膜　　　Endocardium

（心脏　HE 3.3x20)
↑ 内皮　　　endothelium
↑ 内皮下层　subendothelial layer
★ 心肌纤维　cardiac muscle fibers

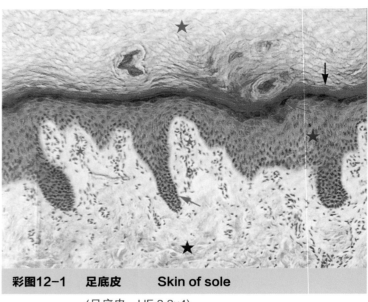

彩图12-1　　足底皮　　**Skin of sole**

(足底皮　　HE 3.3x4)

★　角质层　　stratum corneum
↑　透明层　　stratum lucidum
↑　颗粒层　　stratum granulosum
★　棘层　　stratum spinosum
↑　基底层　　stratum basale
★　乳头层　　papillary layer
★　网状层　　reticular layer

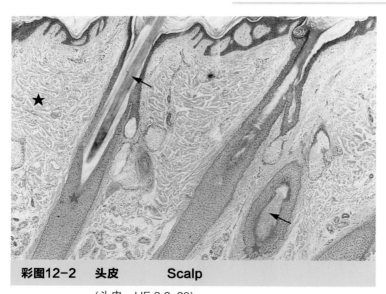

彩图12-2　　头皮　　**Scalp**

(头皮　　HE 3.3x20)

★　表皮　　epidemis
★　真皮　　dermis
↑　毛根　　hair root
★　毛囊　　hair follicle

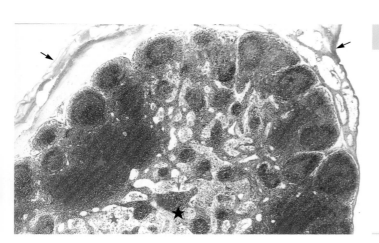

彩图13-1 淋巴结

Lymph node
（淋巴结 HE 3.3x4)
↑	被膜	capsule
★	皮质	cortex
★	髓质	medulla
★	淋巴小结	lymphoid nodule
★	髓窦	medullary sinus
↑	髓索	medullary cord

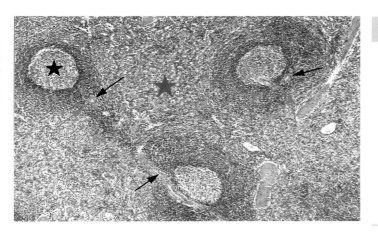

彩图13-2 脾

Spleen
（脾 HE 3.3x4)
★	红髓	red pulp
★	脾小体	splenic nodule
↑	动脉周围淋巴鞘	
	periarterial lymphatic sheath	
↑	中央动脉	central artery

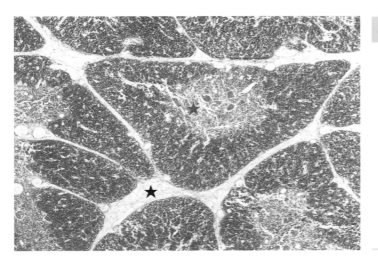

彩图13-3 胸腺（小孩）

Thymus(child)
（胸腺 HE 3.3x4)
★	皮质	cortex
★	髓质	medulla
★	结缔组织	cinnective tissue

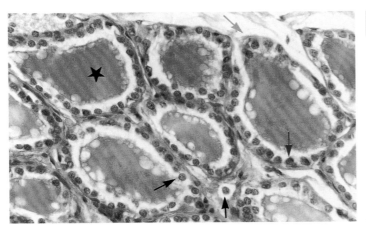

彩图14-1　甲状腺

Thyroid gland
(甲状腺　HE 3.3x4)
↑ 滤泡　　　　follicle
★ 胶质　　　　colloid
↑ 滤泡上皮细胞
follicular epithelial cell
↑ 滤泡旁细胞
parafollicular cell

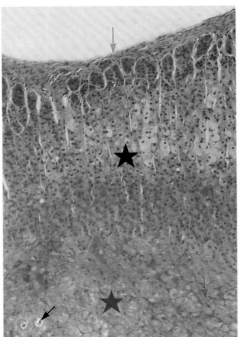

彩图14-2　肾上腺

Gland
(肾上腺　HE 3.3x4)
↑ 被膜　　　　capsule
★ 肾上腺皮质　adrenal cortex
★ 肾上腺髓质　adrenal medulla
↑ 交感神经节细胞
sympathetic ganglion cell
↑ 嗜铬细胞　　chromaffin cell

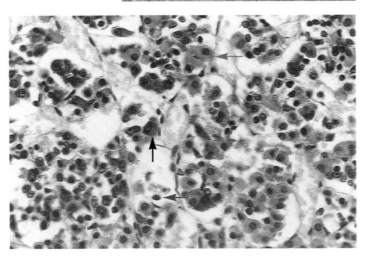

彩图14-3　远侧部

Pars distalis
(脑垂体　HE 3.3x10)
↑ 嗜酸性细胞　acidophilic cell
↑ 嗜碱性细胞　basophilic cell
↑ 嫌色细胞　　chromophobe cell

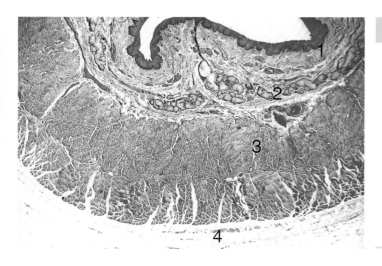

彩图15-1　食管

Esophagus
（食管横切　HE 3.3x4）
1　黏膜层　　　tunica mucosa
2　黏膜下层　　submucose
3　肌层　　　　tunica muscularis
4　外膜（纤维膜）
　　adventitia(fibrosa)

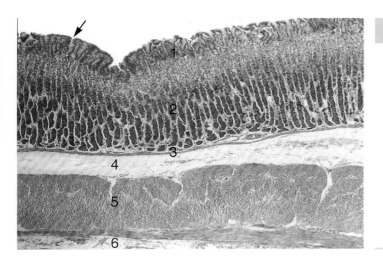

彩图15-2　胃

Stomach
（胃　HE 3.3x4）
1~3　黏膜层　　tunica mucosa
　4　黏膜下层　submucose
　5　肌层　　　tunica muscularis
　6　浆膜　　　serosa
　↑　胃小凹　　gastric pit

彩图15-3　胃底腺

Fundic gland
（胃　HE 3.3x40）
★　胃底腺　　　fundic gland
↑　壁细胞　　　parietal cell
　（泌酸细胞　oxyntic cell）
↑　主细胞　　　chief cell
　（胃酶细胞　zymogenic cell）

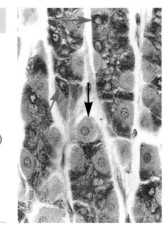

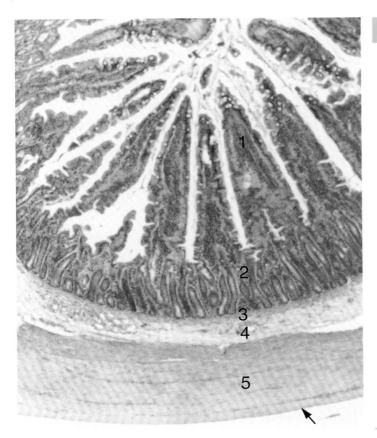

彩图15-4　小肠

Small intestine
(小肠横切　HE 3.3x4)

1	肠绒毛	intestinal villus
2	固有层	lamina propriva
3	黏膜肌层	muscularis mucosa
4	黏膜下层	submucosa
5	肌层	tunica muscularis
↑	浆膜	serosa

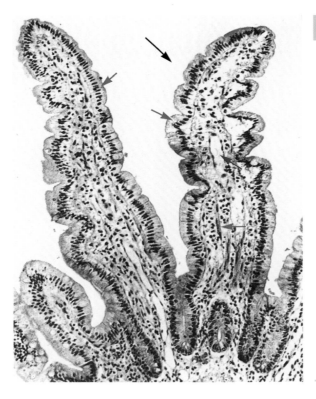

彩图15-5　中央乳糜管

Central lacteal
(小肠绒毛纵切　HE 3.3x4)

↑	肠绒毛	intestinal villus
↑	中央乳糜管	central lacteal
↑	单层柱状上皮	
	simple columnar epithelium	
↑	平滑肌纤维	
	smooth muscle fiber	

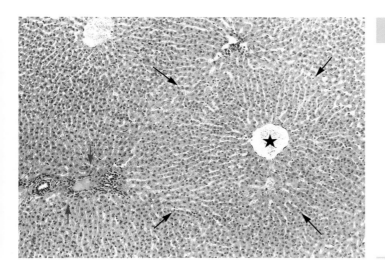

彩图16-1 肝

Liver
(肝 HE 3.3x4)
↑ 肝小叶　　hapatic lobuble
↑ 门管区　　portal area
★ 中央静脉　central vein

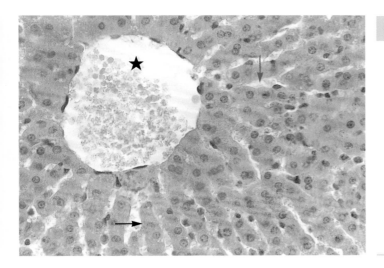

彩图16-2 肝小叶

Hepatic lobule
(肝 HE 3.3x40)
★ 中央静脉　entral vein
↑ 肝索　　　hepatic cord
↑ 肝血窦　　hepatic sinusoid

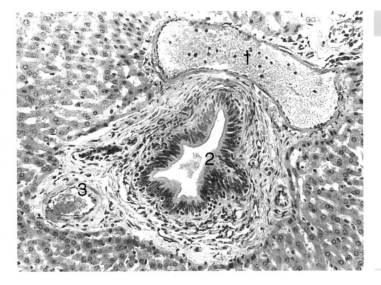

彩图16-3 肝门管区

Hepatic portal area
(肝 HE 3.3x20)
1 小叶间静脉
　 interlobular vein
2 小叶间胆管
　 interlobular bile duct
3 小叶间动脉
　 interlobular artery

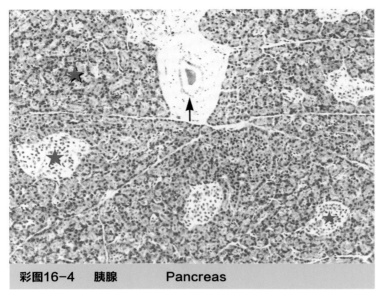

彩图16-4　胰腺　　　Pancreas

(胰腺　HE 3.3x4)
★ 浆液性腺泡　serous alveoli
↑ 导管　　　　duct
★ 胰岛　　　　pancreas islet

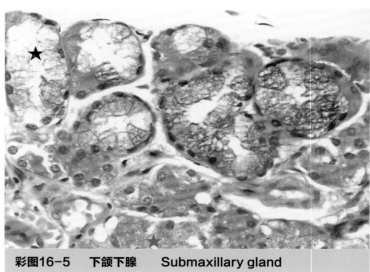

彩图16-5　下颌下腺　Submaxillary gland

(下颌下腺　HE 3.3x40)
★ 黏液性腺泡　mucous alveolus
★ 浆液性腺泡　serous alveoli
↑ 半月　　　　demilune

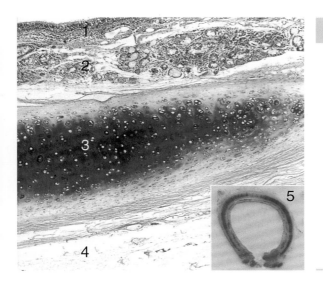

彩图17-1　气管

Trachea
(气管　HE 3.3x4)
1　黏膜　　　　　mucoca
2　黏膜下层腺体　submucosal gland
3　透明软骨　　　hyaline cartilage
4　疏松结缔组织　loose connective tissue
5　气管横切整体观

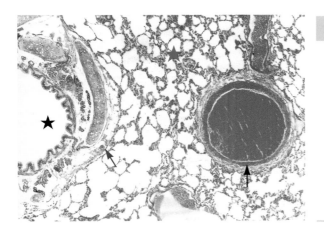

彩图17-2　肺

Lung
(肺　HE 3.3x4)
★　小支气管　　　small bronchi
☆　肺泡　　　　　pulmonary alveoli
↑　肺动脉的分支
　　bnanch of pulmonary artery
↑　支气管动脉的分支
　　bnanch of bronchial artery

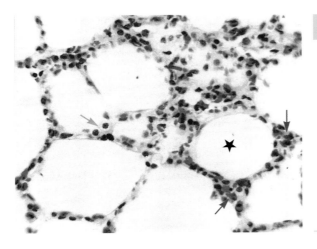

彩图17-3　肺泡

Pulmonary alveolus
(肺　HE 3.3x40)
↑　肺泡II型细胞　type II alveolar cell
↑　肺泡隔　　　　alveolar septum
★　肺泡　　　　　pulmonary alveolus

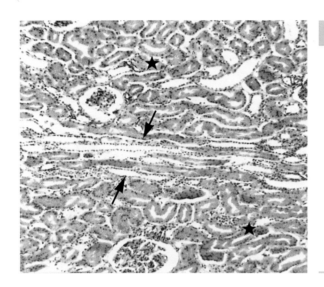

彩图18-1　肾皮质

Renal cortex
(肾　HE 3.3x4)
★　皮质迷路　　cortical labyrinth
↑　髓放线　　　medullary ray

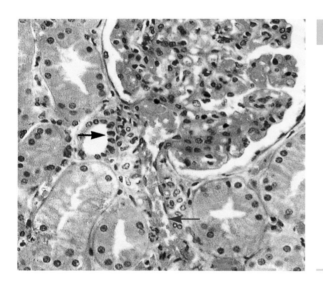

彩图18-2　致密斑

Macula densa
(肾　HE 3.3x40)
↑　致密斑　　　macula densa
↑　入球微动脉　afferent arteriole

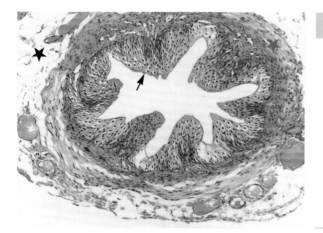

彩图18-3　输尿管

Ureter
(输尿管　HE 3.3x4)
↑　变移上皮　　transitional epithelium
★　固有层　　　lamina proopria
★　肌层　　　　muscular layer
★　外膜　　　　tunica adventitia

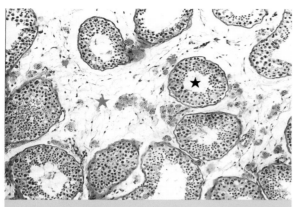

彩图19-1　睾丸

Testis
（睾丸　HE 3.3x10）

★ 生精小管　　　seminiferous tubule
★ 睾丸间质　　　interstitial tissue of testis

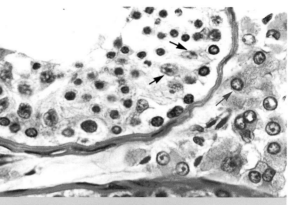

彩图19-2　间质细胞和支持细胞

Interstitial cell and sustentacular cell
（睾丸　HE 3.3x40）

↑ 间质细胞　　　Interstitial cell
↑ 支持细胞　　　sustentacular cell

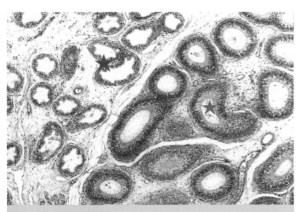

彩图19-3　附睾

Epididymis
（附睾　HE 3.3x10）

★ 输出小管　　　efferent duct
★ 附睾管　　　　epididymat duct

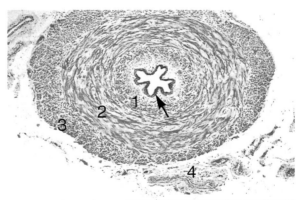

彩图19-4　输精管

Ductus deferens
（输精管横切　HE 3.3x4）

↑ 假复层柱状纤毛上皮
　pseudostratified ciliated columnar epithelium
1 2 3 肌层　　　muscular layer
4　外膜　　　adventitia

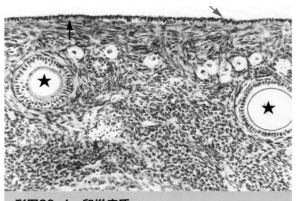

彩图20-1　卵巢皮质

Ovarian cortex
(卵巢　HE 3.3x4)

↑	表面上皮	superficial epithelium
↑	白膜	tunica albuginea
↑	原始卵泡	primordial follicle
★	初级卵泡	primary follicle
↑	间质腺	interstitial gland

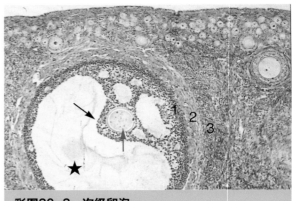

彩图20-2　次级卵泡

Secondary follicle
(卵巢　HE 3.3x4)

★	卵泡腔	follicular antrum
↑	卵母细胞	oocyte
↑	卵丘	cumulus oophorus
1	颗粒层	stratum granulosum
2	卵泡膜内层	theca interna
3	卵泡膜外层	theca externa

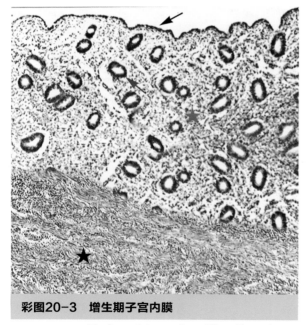

彩图20-3　增生期子宫内膜

Endometrium of proliferative phase
(子宫　HE 3.3x10)

↑	单层柱状上皮	simple columnar epithelium
★	固有层	lamina propria
↑	子宫腺	uterine gland
★	肌层	musculars

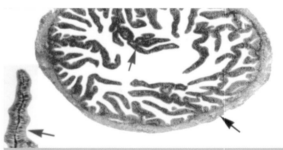

彩图20-4　输卵管

Oviduct
(输卵管　HE 3.3x4)

↑	黏膜皱襞	mucosal folds
↑	肌层	muscularis
↑	皱襞放大	magnified fold

前　言

　　组织学与胚胎学是属于形态学范畴的一门学科，是医学院校学生必修的基础课之一。组织学是研究人体细微结构、电镜结构及其与机能关系的科学。胚胎学是研究人体胚胎发生的科学。要全面掌握这些学科的知识，不仅需要理论课的学习，还必须通过实验课的学习，以全面掌握组织学与胚胎学的基本知识、基本理论、基本技能，因此实验教学对于理论联系实际、培养学生分析问题和解决问题的能力具有重要的意义。《组织学与胚胎学实验教程》一书是根据新世纪课程教材《组织学与胚胎学》第八版和教学大纲的要求、在《组织学与胚胎学实验教程》第一版的基础上重新编写的，该书内容包括实验课的目的要求、实验观察及操作、电镜结构的观察、课后练习题、常用专业英文单词表和模式图及彩图，是学生在组织学与胚胎学实验课及理论课的学习中必不可少的配套教材，对指导学生组织学与胚胎学实验课的学习很有帮助，可供基础医学、预防医学、临床医学、口腔医学、临床药学、医学检验等本科专业学生使用。

　　本实验教程注重培养学生的自学能力和分析问题、解决问题的能力，强调观察切片的正确方法应按先肉眼、后低倍显微镜、再高倍显微镜的顺序进行，使学生的学习由浅入深，循序渐进，教会学生如何学习，如何鉴别和对比，如何进行综合分析，以达到培养学生观察、分析问题的能力和创新能力的目的。在实验教学中，灵活、恰当地使用各种教具，通过观看教学电视片，参照电子图片，根据实验指导观察组织切片，完成实验报告和其他作业，充分调动教与学两方面的积极性，从而提高实验教学质量。

　　本实验教程简明、实用，用于指导学生观察组织切片，并便于学生自学，可与组织学与胚胎学图谱配合使用。

　　本实验教程由四川大学组织胚胎学与神经生物学教研室的教师编写，其中"识图"部分的图片由彭谨老师加工处理。由于编者水平有限，书中难免有不足之处，恳请读者提出宝贵的意见。

编　者
2012 年 12 月

目　录

上篇　组织学

下篇　胚胎学

上 篇

组织学　Histology

第一章 绪 论

Introduction

组织学是一门微观形态学科。正常组织的细微结构和超微结构是组织学的重要组成部分，是医学生学习的重点内容之一，而准确、细致的观察是学好本门课程的重要条件之一。实验课是在教师的指导下，让学生通过对细胞、组织和器官细微结构和超微结构的观察、分析，加深对理论课所学内容的理解和记忆。因此，实验课是理论课的重要实践，是掌握人体细微结构和超微结构的必要手段。在实验课中，要求学生必须以严肃的态度、严格的要求、严密的方法训练自己，正规而熟练地使用显微镜，按步骤认真、细致地观察标本，联系理论，建立正确的概念，从而培养独立学习、独立思考和独立工作的能力。对于医学生来讲，掌握组织学的基本知识和技能，是将来学好生理学、病理学等后续课程的基础。

【目的要求】

1. 熟悉实验室规则和实验课注意事项。
2. 掌握组织学实验课的学习方法。
3. 掌握光学显微镜的基本结构和操作方法。
4. 掌握细胞的一般光镜结构和电镜结构（超微结构）特点。

【实验内容】

（一）实验室规则和实验课注意事项

1. 课前准备

根据进度和实验教程的目的要求，阅读实验教程的有关内容。每次上实验课时应携带教科书、教学大纲、课堂笔记、实习教程、绘图工具（彩色铅笔、黑铅笔、橡皮擦、小刀及直尺），以便实验时参考及绘图时使用。

2. 实验室规则和注意事项

（1）自觉遵守实验室规则，不得无故缺席、迟到和早退。保持课堂安静、实验室整洁，课后应做好清洁，离开实验室时要关好门窗、水电。

（2）实习时按编定位置就坐，并使用固定的显微镜。

（3）正确使用显微镜观察切片，爱护显微镜及切片。

取用及归还显微镜时，应右手持镜臂，左手托镜座。观察完毕时，必须将接物镜转开，以免发生意外损坏。观察切片时应注意切片的正反面不要放反，观察后，切片勿随手乱放，以免损坏。若有损坏或遗失，应登记赔偿后调换或补充。

（二）学习方法

（1）实习课的主要内容是观察切片。通过观察加深理解，巩固对理论内容的掌握，所以应理论与实践相结合，文字与图像相结合，在辅以多媒体示教、录像、电子图片及图谱的基础上，识别镜下结构，达到掌握及熟悉所学知识的目的。学习中注意培养自己提出问题、分析问题和解决问题的能力。

（2）实验课前应复习理论知识，预习实验教程，参考教学大纲，对实验的要求和内容有所了解。

（3）实验课应集中注意力，独立、有顺序地观察切片。观察切片时应按照先肉眼、再低倍镜、后高倍镜的顺序进行，必要时才使用油镜。首先用肉眼观察标本的大致轮廓、形态和染色情况，再用低倍镜、高倍镜观察。应重视低倍镜的观察，借此可以了解组织切片的全貌、层次和位置关系。通过高倍镜所观察的只是局部放大的标本，因此，放置切片后，切勿立即用高倍镜观察。要培养自己正确的观察习惯，即观察的顺序应从整体到局部，从一般的结构到特殊、微细的结构。要注意切面与立体的关系，相邻各部分之间的关系，并联系其机能理解结构。先了解标本的一般结构共性，再抓个别的特征，对类似的组织器官要相互比较区别。要求绘图或描述的内容，必须在全面仔细观察标本和理解的基础上，选择标本中比较典型的部位，按照实物的形态结构和染色情况进行绘图和描述。填写实验报告必须真实、准确，并注意整洁。

（4）复习、巩固。每次实验课后，应按照教学大纲的要求，结合标本对理论知识进行复习、整理、综合，以巩固、加深理解和记忆。

（三）光学显微镜

光学显微镜是组织学与胚胎学实验课的重要工具，必须爱护，按正规的操作程序熟练地正确使用光学显微镜，以免损坏，保证实验课的顺利进行。

各种类型的光学显微镜的结构都大致相似，分为镜座、镜臂、镜筒、粗调节轮、细调节轮、载物台、夹片器、推盘、物镜转换器、集光器、集光器的升降螺旋等。要求能准确辨认光学显微镜的结构并正确使用。

1. 对光

实验室使用的是自带光源的光学显微镜，需打开电源开关，调节光线亮度至适宜强度，将低倍镜转于载物台正上方约 1cm 处，调节双目镜之间的距离至双眼从目镜中观察，调节至目镜中视野完全明亮为止。

2. 放片

肉眼识别标本的正反面(有盖玻片的一面为正面)。将正面朝向载物台上方，用标本夹将切片固定，移动切片使样品移至载物台光孔中央。

3. 观察

双眼从目镜中观察，转动调焦旋钮至物像清晰为止。观察时应注意：

（1）由低倍镜转为高倍镜时，将物镜转换器按顺时针方向旋转，使高倍镜转至载物台正中位。注意勿使镜头与玻片相碰，这时只能使用微调手轮，直至物象清晰为止。

（2）如果高倍镜下物象调节不清晰，应检查标本正反面是否有误，物镜是否为高倍镜，光圈大小是否合适。

（3）如果转换高倍镜后视野光线变暗，则应将光圈开至最大。

（4）对组织切片的观察，应按肉眼、低倍镜、高倍镜的顺序进行，切勿放置标本后立即用高倍镜观察，以免调焦困难。

（5）不得擅自拆御光学显微镜的部件，发现部件松动或损坏应及时报告，按要求填写维修单，以便维修。镜头如有污垢，应用试镜纸轻拭，切勿用手或其他东西擦试，以免损坏镜头。

油镜的使用见血液一章。

（四）组织切片的制作方法

本实验课所用的标本主要是石蜡包埋、普通染色（苏木精和伊红染色，HE染色）制作的切片。下面简单介绍组织切片的制作方法。

1. 取材

本实验课是研究正常有机体组织器官的细微结构，所以取材应新鲜和正常。取材的组织或器官用刀片修成 $1cm^3$ 左右大小的组织块。

2. 固定

取材的组织块需用固定剂固定。固定的目的是凝固和沉淀蛋白质，防止标本腐败和自溶，尽量保持其与生活状态相近似。常用的固定剂有90％乙醇、10％甲醛（福尔马林）、Zenker's液、Bouin's液等。固定时间的长短随固定液的性质、组织块的大小与性质而定。

3. 脱水和透明

固定后的组织块要用自来水洗涤，以除去多余的固定剂。用水洗涤以后的材料要经过脱水和透明，才可以用石蜡包埋。因为水不能和石蜡混合，必须用脱水剂去掉水分，再用能够与石蜡融合的透明剂向组织内引进石蜡。

常用的脱水剂是乙醇，脱水的步骤是将需要脱水的组织由低浓度脱水剂中逐渐转入高浓度脱水剂中。不能骤然放入高浓度脱水剂中，因为这样会使组织和细胞收缩过甚，形态变化过大。

常用的透明剂有二甲苯、氯仿、甲苯、香柏油等。

4. 包埋

常用的包埋剂有石蜡及火棉胶。将组织脱水和透明后投入包埋剂的目的是使材料具备一定的硬度，以利于切片。石蜡包埋法是把已透明的材料放入预先在温箱内已熔化的石蜡中，用石蜡把透明剂从材料中置换出来。当材料浸蜡完毕，即将熔化的石蜡倒入金属的包埋框内，将浸完蜡的组织块放于金属框内，冷却后即成坚硬的蜡块。

5. 切片及贴附

将蜡块置于切片机上切成 $5\mu m \sim 7\mu m$ 厚的组织薄片，将切片用蛋白质－甘油混合液贴附于载玻片上，经烘干、脱蜡、水化（因一般染料为水溶液，故染色前需将切片水化，即分步将切片置入乙醇浓度由高逐渐降低的一系列溶液及水中）后，再染色。

6. 染色

染色的目的是利用组织中各种成分与染料作用所呈现的不同颜色来分辨标本的细微结构。所染的颜色随染料、固定剂、细胞组织的结构和生理状态不同而有所差异。染料因其化学性质不同，分为酸性染料、中性染料和碱性染料。普通染色的酸性染料为伊红，碱性染料为苏木精。

7. 封藏

切片染色以后，为了便于观察和保存，将切片置入乙醇浓度由低逐渐升高的一系列溶液及纯乙醇中脱水，经二甲苯透明后，用树胶加盖玻片封藏，等树胶干后就可用于观察。

（五）电子显微镜的基本原理及超薄切片标本的制作

1. 透射电子显微镜（Transmissional Electron Microscope，TEM，简称透射电镜）

电子显微镜（简称电镜）是研究细胞、组织和器官的超微结构的基本工具，所以在电镜下拍摄的照片是用作组织学与胚胎学研究的主要材料。

电镜是一个筒管状装置，其结构和成像的原理与普通光学显微镜基本相同，但有以下几点主要区别：

（1）电镜用电子束代替光学显微镜用的可见光作光源。

（2）用一组电磁透镜代替光学显微镜的一组玻璃透镜，用来聚焦和放大标本。

（3）为避免电子束与空气中的分子碰撞而引起散射，电镜中要求高度真空。

（4）肉眼不能直接看见标本的电子放大图象，必须将其透射到荧光屏上才能观察。

（5）电镜用的标本是特殊玻璃刀在超薄切片机上切成的 $50nm \sim 60nm$ 厚的超薄切片，裱在小铜网上，用重金属盐进行电子染色后放在电子束途中进行观察。

（6）优良的电镜分辨率很高，可达 $0.6nm$ 左右，比普通光学显微镜分辨率大 1000 倍以上。光学显微镜能放大 1000 倍，而电镜能放大几十万倍。

2. 电镜标本的制作

用于电镜观察的超薄切片比石蜡切片薄得多，但制作原理却与后者基本相同，制作过程也经过取材、固定、脱水、包埋、切片和染色等步骤。现将其制作的特殊之处简介如下：

（1）取材：电镜标本取材要求速度快，一般在动物处死后 1min 内将组织块取下并浸入固定液。组织块大小一般不超过 $1mm^3$。取材操作应细致，避免任何牵、拉、挤、压造成的损伤。

（2）固定：分预固定和后固定两步，均在 $0℃ \sim 4℃$ 条件下进行。预固定常用 $0.1mol/L$ 磷酸缓冲液配制的 pH 7.4 的 $2\% \sim 4\%$ 戊二醛和多聚甲醛固定液。后固定常用磷酸缓冲液配制的 pH 7.4 的 1% 四氧化锇（OsO_4）固定液。

（3）脱水：常用系列浓度的乙醇或丙酮彻底脱水。

（4）浸泡：脱水后，用包埋剂环氧树脂（以丙酮作中间溶剂溶解）浸泡组织，逐渐向组织中引入包埋剂。

（5）包埋：用环氧树脂包埋组织块，借聚合作用使组织块变得十分坚硬，便于切成超薄切片。

（6）切片：用特别锋利的玻璃刀或金刚钻刀，在超薄切片机上将组织切成 50nm～60nm 厚的超薄切片，裱在小铜网上。

（7）染色：用乙酸铀或柠檬酸铅双重染色。电镜观察是根据细胞和组织结构被染色后对电子散射的程度（又称电子密度）显示出不同的结构图像。电子密度高的结构，图像呈深暗色；而电子密度低的结构，图像呈明亮色。

（8）观察：可将染色后的小铜网放入电镜中观察、拍照，印成照片，供学习、研究使用。

3. 扫描电子显微镜（Scanning Electron Microscope，SEM，简称扫描电镜）

扫描电镜主要用于观察细胞、组织和器官的表面形态，它的成像是由于电子枪发射出电子束经过透镜的会聚，聚焦成一束电子束（又称电子探针），此电子探针打在完整的标本上，像一个扫描光点，在沿着整个样品表面移动进行扫描时，就会产生代替整个表面形态的电子信号，用电子检波器接收、放大这些信号。扫描电镜所获得的图像立体感强、真实。将扫描电镜照片和透射电镜照片结合起来，便可获得细胞、组织和器官的完整的电镜结构知识。

（六）观察切片的注意事项

1. 注意标本的形态与机体生活时所处的机能状态的关系。实验所观察到的标本的形态结构与机体生活时所处的机能状态有密切关系。如腺细胞一般为立方形或低柱状，在充满分泌物时，细胞可为高柱状；当分泌物完全排出时，则可成扁平状。

2. 注意立体和平面、全面和局部的关系。在论述某一结构时，本教程是以全面和立体的观点予以介绍。例如，神经细胞的细胞体呈多边形，从细胞体向四周发出若干个突起，但在切片时，切片的厚度比细胞薄，切的部位又不尽相同，所以在显微镜下总是看不到它的全貌，有时主要看到细胞体，有时主要看到突起（图 1－1）。

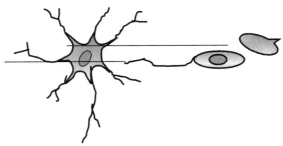

图 1－1　在神经细胞不同水平的切面

又如，一个煮熟的鸡蛋，由于切开的方位不同，可以看到各种切面图像（图 1-2）。

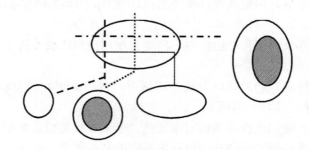

图 1-2　熟鸡蛋及其各种切面

同样在观察切片时，不但各种组织形态结构各异，加之切面方向的不同，见到的切面多种多样。例如，在一段不规则弯管的切片中可见其多种切面（图 1-3）。

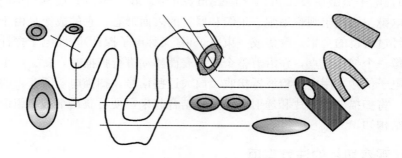

图 1-3　不规则的弯管状结构的各种切面

【练习】

（一）选择题（选择一个最佳答案）

1. PAS 反应显示_____。
　　① 脱氧核糖核酸　　　　　　② 蛋白质
　　③ 多糖　　　　　　　　　　④ 脂肪
2. 用光镜观察，常用的长度单位是_____。
　　① 毫米　　　　　　　　　　② 纳米
　　③ 微米　　　　　　　　　　④ 埃
3. 用电镜观察，常用的长度单位是_____。
　　① 纳米　　　　　　　　　　② 埃
　　③ 微米　　　　　　　　　　④ 毫米

（二）名词解释

1. HE 染色　　　　　　　　　　2. 电子密度高
3. 嗜酸性　　　　　　　　　　　4. 电子密度低
5. 嗜碱性　　　　　　　　　　　6. PAS 反应
7. 中性

（三）问答题

常用的电子显微镜技术有哪些？各有何用途？

（选择题参考答案：1. ③　　2. ③　　3. ①）

【英语单词表】

histology [hɪs'tɒlədʒɪ]	组织学
embryology [ˌembrɪ'ɒlədʒɪ]	胚胎学
light microscope [laɪt 'maɪkrəskəʊp]	光学显微镜
electron microscope [ɪ'lektrɒn 'maɪkrəskəʊp]	电子显微镜
ultrastructure ['ʌltrəˌstrʌktʃə]	超微结构
hematoxylin [ˌhiːmə'tɒksɪlɪn]	苏木精
eosin ['iːəsɪn]	伊红
basophil ['beɪsəfɪl]	嗜碱性
acidophil ['æsɪdəfɪl]	嗜酸性
neutrophil ['njuːtrəfɪl]	中性
argyrophil ['aːdʒɪrəfɪl]	嗜银性
electron-dense [ɪ'lektrɒn dens]	电子密度高
electron-lucent [ɪ'lektrɒn 'ljuːsnt]	电子密度低
histochemistry [ˌhɪstəʊ'kemɪstrɪ]	组织化学
immuno histochemistry [i'mjuːnə ˌhɪstəʊ'kemɪstrɪ]	免疫组织化学
tissue culture ['tɪʃuː 'kʌltʃə]	组织培养
nicrometer(μm) ['maikrəˌmiːtə]	微米
nanometer(nm) ['neɪnəˌmiːtə]	纳米

（李永红）

第二章　细　胞

Cell

细胞是生物体的基本结构和功能单位。不同组织、器官的细胞，因功能不同，其大小及形态亦有差别，但一般而言，细胞由细胞膜、细胞质和细胞核三部分组成。

【目的要求】

1. 掌握细胞的普通染色的光镜结构特点。
2. 掌握细胞的电镜结构特点。
3. 熟悉细胞的特殊染色的光镜结构特点。

【实验内容】

（一）光镜观察

1. 神经细胞(nerve cell)（彩图 2-1）

观察标本：脊神经节切片(HE 染色)。

肉眼观察：标本较小，呈不规则卵圆形，染成紫红色，选择标本中份结构进行观察。

低倍镜观察：在切片中可见一些体积大，呈圆形、卵圆形或不规则形的细胞，即神经细胞。神经细胞的细胞体被一层较小的扁平细胞包裹，后者被称为卫星细胞。选择一个能见到细胞核的神经细胞进行高倍镜观察。

高倍镜观察：神经细胞的细胞核较大而圆，位于细胞体中央，染成淡蓝色，核仁明显，核膜清楚，异染色质少；细胞质丰富，染成紫红色。仔细观察可见神经细胞的细胞质内存在粗细不等、分布不均的嗜碱性颗粒，该颗粒被称为尼氏体。神经细胞的细胞体外周的卫星细胞，细胞核小，呈圆形；细胞质很少，染成淡粉红色且与周围组织分界不清，所以细胞轮廓不清。注意，切片中神经细胞与卫星细胞之间的狭窄空隙是制片过程中造成的。

2. 肝细胞(hepatocyte)（Ⅰ）

观察标本：肝脏切片(HE 染色)（彩图 2-2）。

肉眼观察：标本的形状和颜色，然后按低倍镜、高倍镜顺序观察。

低倍镜观察：切片中可见细胞排列为条索状，大多数条索由一行肝细胞组成。细胞条索分支互相连接，吻合成网。细胞条索之间的空隙为血管。

高倍镜观察：肝细胞体积大，呈多边形；细胞核大而圆，居中，有时可存在双核，染成紫蓝色，常染色质丰富而着色浅，核膜清楚，核仁 1 至数个；细胞质丰富，呈嗜酸性，染成粉红色。细胞与细胞之间排列紧密，相互间的界限不明显。

3. 肝细胞（hepatocyte）（Ⅱ）

观察标本：肝脏切片（苏木素染色）。

肉眼观察：标本的形状和颜色，然后按低倍镜、高倍镜顺序观察。

高倍镜观察：由于切片只用了苏木素染色，故细胞质着色不明显，细胞界线不清楚，而细胞核被突出地显示出来。着重观察细胞核，注意比较大小、形态及染色深浅。虽然细胞核的大小、形态不一，但都有明显的核膜，把细胞核范围显示出来。细胞核内可见大小不一、颗粒状的染色质，有的细胞核内还可见 1 或 2 个较大的圆形小体（即核仁）。

（二）示教

1. 高尔基复合体（Golgi complex）

脊神经节切片（硝酸银染色）照片

染为黄色的块状物即为神经细胞，细胞内圆形的浅色区域为细胞核，在细胞核周围的细胞质内可见高尔基复合体呈棕黑色线状或网状结构。

2. 线粒体（mitochondria）

小肠切片（铁、苏木素染色）照片

小肠上皮细胞染成灰黑色，整齐排列成一排，细胞界限不够明显；细胞核不够明显；细胞质中的线粒体为灰色的细棒状或颗粒状物。

3. 神经原纤维（neurofibril）

神经节切片（硝酸银染色）照片

在神经细胞的细胞质内黑褐色的丝状结构即神经原纤维

4. 糖原（glycogen）

肝脏切片（PAS 或胭脂红染色）照片

肝细胞呈红色，形状不规则并相互紧密挨连，细胞界限不明显；细胞核呈蓝色；细胞质内大量的红色颗粒沉淀为糖原（细胞包含物之一）。

5. 脱氧核糖核酸（DNA）、核糖核酸（RNA）

肝脏切片（甲绿－派洛宁染色）照片

甲绿与派洛宁均为碱性染料，甲绿与 DNA 结合使之呈绿色，派洛宁与 RNA 结合使之呈红色，故细胞核呈绿色，而细胞质及核仁呈红色。

6. 正常人体细胞染色体（姬姆萨染色）照片

正常人体细胞染色体组由 46 条染色体组成，每条染色体由两条单体组成，在着丝点处两条单体连在一起。

（三）电镜结构

1. 细胞核（nucleus）

观察核膜、核孔、核仁、常染色质、异染色质。

2. 线粒体（mitochondria）

观察线粒体内膜、外膜、线粒体嵴、嵴内腔、嵴间腔。

3. 粗面内质网（rough endoplasmic reticulum）

观察核蛋白体、粗面内质网池。

4. 高尔基复合体（Golgi complex）

观察高尔基复合体扁囊、转运大泡、小泡。

5. 滑面内质网（smooth endoplasmic reticulum）

观察滑面内质网。

6. 糖原（glycogen）

观察糖原颗粒。

7. 分泌蛋白质的细胞

观察细胞核、核孔、异染色质、常染色质、核仁、核蛋白体、粗面内质网。

【练习】

（一）选择题（选择一个最佳答案）

1. 对伊红亲和力强的结构是_____。
   - ① 粗面内质网
   - ② 细胞核
   - ③ 细胞质
   - ④ 糖原
2. 对苏木精亲和力强的结构是_____。
   - ① 细胞膜
   - ② 细胞质
   - ③ 脂滴
   - ④ 细胞核
3. 下列对于细胞间质的描述中错误的是_____。
   - ① 细胞间质是细胞产生的非细胞物质，包括基质和纤维
   - ② 血浆、淋巴液、组织液等不属于细胞间质
   - ③ 不同组织的细胞间质成分不同
   - ④ 细胞间质具有支持、联系、保护、营养细胞的作用
4. PAS 反应显示_____。
   - ① 脱氧核糖核酸
   - ② 蛋白质
   - ③ 多糖
   - ④ 脂肪
5. 嗜碱性的结构是_____。
   - ① 游离核糖体
   - ② 线粒体
   - ③ 高尔基复合体
   - ④ 溶酶体

（二）名词解释

1. 细胞器
2. 包含物
3. 核孔
4. 常染色质
5. 异染色质
6. 染色体

（三）问答题

1. 在 HE 染色的切片中，通过光学显微镜观察能见到细胞的哪些结构？各成分的染色特点有何不同？

2. 细胞核是细胞的调控中心，如何根据细胞核的形态结构特点判断细胞的功能状态？

（四）识图

下图为通过高倍镜观察到的神经节的结构草图，请你在图上注明下列结构：神经细胞细胞膜的位置、细胞质、细胞核、核膜、核仁、染色质、尼氏体、卫星细胞。

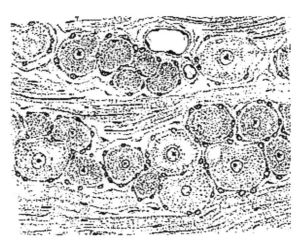

（选择题参考答案：1. ③　　2. ④　　3. ②　　4. ③　　5. ①）

【英语单词表】

cell coat ［sel kəʊt］	细胞衣
cell membrane ［sel 'membreɪn］	细胞膜
cytoplasm ［'saɪtəʊplæzm］	细胞质
organelle ［ɔ:gə'nel］	细胞器
mitochondria ［ˌmaɪtə'kɒndrɪə］	线粒体
Golgi complex ［'gɔːldʒɪ 'kɒmpleks］	高尔基复合体

smooth endoplasmic reticulum	滑面内质网
［smuːð endəplæsmik rɪˈtɪkjʊləm］	
rough endoplasmic reticulum	粗面内质网
［rʌf endəplæsmik rɪˈtɪkjʊləm］	
ribosome ［ˈraɪbəsəʊm］	核蛋白体
lysosome ［ˈlaɪsəsəʊm］	溶酶体
microtubule ［ˌmaɪkrəʊˈtjuːbjuːl］	微管
microfilament ［ˌmaɪkrəʊˈfɪləmənt］	微丝
centrosome ［ˈsentrəsəʊm］	中心粒
inclusion ［ɪnˈkluːʒən］	包含物
lipid droplet ［ˈlɪpɪd ˈdrɒplɪt］	脂滴
nucleus ［ˈnjuːklɪəs］	细胞核
nuclear envelope ［ˈnjuːklɪə ˈenvɪləʊp］	核膜
chromatin ［ˈkrəʊmətɪn］	染色质
euchromatin ［juˈkrəʊmətɪn］	常染色质
heterochromatin ［ˌhetərəʊˈkrəʊmətɪn］	异染色质
chromosome ［ˈkrəʊməsəʊm］	染色体
nucleolus ［njuːˈkliːələs］	核仁

（李永红）

第三章　上皮组织

Epithelium

　　上皮组织简称上皮，主要由大量形态规则、排列紧密的细胞组成。上皮细胞具有明显的极性，即细胞的不同表面在结构和功能上具有明显的差别，可分为游离面和基底面。上皮组织内一般无血管，但有丰富的神经末梢分布。上皮组织可分为被覆上皮、腺上皮两大类，具有保护、吸收、分泌和排泄等功能。被覆上皮呈膜状，衬覆于体表和体内有腔器官的内表面。腺上皮由以分泌功能为主的上皮细胞组成。

【目的要求】

1. 掌握各种被覆上皮的光镜结构特点。
2. 掌握黏液性腺细胞、浆液性腺细胞及三种腺泡的光镜结构特点。
3. 掌握细胞表面特化结构的特点。

【实验内容】

（一）光镜结构

1. 单层柱状上皮（simple columnar epithelium）（彩图 3－1）

观察标本：胆囊切片（HE 染色）。

肉眼观察：标本一侧或腔内面染成紫蓝色的线状结构为黏膜上皮，染成红色的为胆囊壁的其他组织。

低倍镜观察：胆囊腔面覆盖有单层柱状上皮，细胞排列紧密、整齐。细胞质染成红色；细胞核呈椭圆形，染成蓝色，位于细胞基部；细胞分界较清楚。

高倍镜观察：相邻上皮细胞之间的红色线状结构为细胞间质成分，上皮与深面组织交界处为基膜位置，在光镜下不易分辨。

2. 单层扁平上皮（simple squamous epithelium）和单层立方上皮（simple cuboidal epithelium）（彩图 3－2）

观察标本：肾脏切片（HE 染色）。

肉眼观察：标本较圆凸的一侧为肾脏的表浅部分。

低倍镜观察：在肾脏表浅部分，找到染成紫红色的小团状结构，其周围有许多不同切面的管状结构。

高倍镜观察：小团状结构的周围有一空隙，围绕空隙的表面有明显的一层扁平细胞。此层细胞呈梭形；卵圆形的细胞核位于细胞中份，染成紫蓝色，其长轴与基底平行；细胞质较少，染成红色。空隙表面的上皮细胞排列成一层，故称之为单层扁平上皮。再观察管状结构，管壁的上皮细胞呈锥形、立方形或低柱状；细胞核为圆形，位于细胞中央或近基底；细胞质染成红色。管壁的上皮细胞也仅一层，故称之为单层立方上皮。

3. 假复层纤毛柱状上皮（pseudostratified ciliated columnar epithelium）（彩图3-3）和内皮（endothelium）

观察标本：气管切片（HE染色）。

肉眼观察：标本中染成紫蓝色的一侧为腔面的黏膜。

低倍镜观察：黏膜的表面覆盖有假复层纤毛柱状上皮。多数上皮细胞的细胞质染成红色，杯状细胞的细胞质呈空泡状。由于细胞高矮不一，故细胞核排列成复层。上皮与深面组织之间的红色均质膜状结构为基膜。

高倍镜观察：假复层纤毛柱状上皮由四种细胞组成，柱状细胞的细胞核呈椭圆形，居浅层；梭形细胞的细胞核呈椭圆形，染色深，居中层；锥形细胞的细胞核小而圆，居深层；杯状细胞的细胞核呈三角形或半月形，位于中层。另外，在上皮细胞游离面可见纤毛，在基底面可见明显的基膜。假复层纤毛柱状上皮深面的组织被染成粉红色，在该松网状结构内可见一些小管的断面，小管腔内有染成红色的颗粒物，此为小血管。找寻一个管腔较大、管壁很薄的小血管观察。衬于小血管管腔面的细胞为一层扁平细胞，细胞核呈梭形，染成紫蓝色，其长轴与基底平行；细胞质较少，染成红色，只有含细胞核的部分略厚。该类上皮细胞排列成一层，被称为内皮。

4. 变移上皮（transitional epithelium）（彩图3-4）

观察标本：膀胱切片（HE染色）。

肉眼观察：标本中染成紫红色的一侧为膀胱腔面的黏膜。

低倍镜观察：黏膜表面覆盖有变移上皮，其上皮细胞排列为复层，细胞分界清楚，细胞质染色浅。

高倍镜观察：表层细胞被称为盖细胞，细胞体积大，呈立方形或倒梨形；细胞质呈嗜酸性，顶部细胞质浓缩、深染，被称为壳层，具有防止尿液浸蚀的作用；细胞核呈圆形，可有双核。中层细胞呈多边形，基底层细胞呈立方形或低柱状。基膜不明显。

5. 未角化复层扁平上皮（nonkeratinized stratified spuamous epithelium）（彩图3-5）

观察标本：食管切片（HE染色）。

肉眼观察：食管腔面不规则，被染成紫蓝色的线状结构为复层扁平上皮。

低倍镜观察：食管的上皮为未角化复层扁平上皮，细胞排列为多层。

高倍镜观察：上皮浅层为数层扁平细胞，细胞质呈嗜酸性，染色较深；细胞分界不清楚；细胞核呈扁圆形，位于细胞中央。中层为多层多边形细胞，分界清楚，细胞之间形成许多棘样结构，由相邻细胞的突起及其间的桥粒构成。基底层细胞呈立方形或低柱状；细胞核呈圆形，有时可见核分裂相；细胞质呈强嗜碱性。基膜不明显。

6. 角化的复层扁平上皮(彩图 3-6)

观察标本：足底皮切片(HE 染色)。

肉眼观察：标本染成深红色的区域和深面的紫色区域为上皮组织所在处。

低倍镜观察：染成紫蓝色的区域即复层扁平上皮，有多层细胞。其表层的角化细胞已无细胞核，细胞质染成红色。上皮深面为结缔组织，交界处不平整，互相交错。

高倍镜观察：基本上与上一张切片相同，可见上皮细胞紧密排列成多层，细胞间质为细胞间染色较红的线状物，深面基底层细胞为低柱状上皮细胞，中间为数层多边形细胞，浅层为扁平上皮细胞。扁平细胞表面的角化细胞呈均质状，轮廓不清，染成大红色。

7. 腺上皮(glandular epithelium)

观察标本：气管切片(HE 染色)。

肉眼观察：气管横切片上，在紫蓝色的上皮下方，为染成粉红色的结缔组织。

低倍镜观察：在结缔组织中可见许多管泡状的结构，即气管腺。气管腺的分泌部即腺泡，由单层立方形或锥体形细胞组成。气管腺属混合性腺，腺泡可分为三种类型。黏液性腺泡的腺细胞呈锥体形；细胞核呈扁圆形，着色深，位于细胞基底面；细胞质染成浅蓝色空泡状。浆液性腺泡的腺细胞呈锥体形或立方形；细胞核呈圆形，着色较浅，居细胞基部；细胞质染成紫红色，着色较深。混和性腺泡由上述两种细胞构成。

（二）示教

1. 单层扁平上皮(间皮 mesothelium)

肠系膜铺片(硝酸银浸染，苏木精复染)照片

该类上皮细胞呈扁平形，正面观呈多边形，细胞质着色浅，细胞核染成蓝色。相邻上皮细胞间呈棕黑色锯齿状分界。

2. 单层立方上皮(simple cuboidal epithelium)

肾脏切片(HE 染色)照片

肾集合管由单层立方细胞构成，其细胞质染色浅，细胞核呈圆形，细胞之间分界清楚。

3. 分离上皮细胞

气管分离上皮细胞贴片(HE 染色)照片

气管标本一段固定于 30% 乙醇中，经充分振荡或搅拌后，上皮细胞即分离。可见假复层纤毛柱状上皮的柱状细胞、锥形细胞、梭形细胞等。

4. 活动纤毛(cilium)

蛙舌或口腔腭黏膜铺片

用高倍镜观察，腭黏膜上皮为假复层纤毛柱状上皮，上皮游离面的纤毛呈麦浪状摆动。

（三）电镜结构

观察微绒毛、纤毛、连接复合体（紧密连接、中间连接、桥粒、缝隙连接）、质膜内褶、基膜、半桥粒、黏液性腺细胞和浆液性腺细胞。

【练习】

（一）选择题（选择一个最佳答案）

1. 内皮分布于＿＿＿＿＿＿＿＿。
   - ① 腹膜表面
   - ② 心血管和淋巴管内表面
   - ③ 心包膜表面
   - ④ 胸膜表面
2. 在下列关于假复层纤毛柱状上皮的描述中，错误的是＿＿＿＿＿＿＿＿。
   - ① 分布在呼吸道腔面
   - ② 细胞形态不一、高矮不一
   - ③ 细胞游离面均有纤毛
   - ④ 各细胞均附于同一基膜上
3. 光镜下的纹状缘和刷状缘是电镜下的＿＿＿＿＿＿＿＿。
   - ① 微绒毛
   - ② 纤毛
   - ③ 微管
   - ④ 微丝
4. 电镜下的质膜内褶和纵行排列的线粒体，在光镜下为＿＿＿＿＿＿＿＿。
   - ① 纹状缘
   - ② 刷状缘
   - ③ 基膜
   - ④ 基底纵纹
5. 在下列关于变移上皮的描述中，错误的是＿＿＿＿＿＿＿＿。
   - ① 变移上皮为特化的复层上皮
   - ② 细胞层数和形状可随器官的空虚和扩张而变化
   - ③ 变移上皮分布于排尿管道
   - ④ 变移上皮最表层细胞为扁平细胞
6. 在下列结构中，参与构成屏障结构的细胞连接的是＿＿＿＿＿＿＿＿。
   - ① 紧密连接
   - ② 中间连接
   - ③ 桥粒
   - ④ 缝隙连接
7. 被覆上皮分类的依据是＿＿＿＿＿＿＿＿。
   - ① 上皮的厚度
   - ② 上皮的功能
   - ③ 细胞排列的层次和表层细胞的形态
   - ④ 上皮分布的位置
8. 在下列关于纤毛的描述中，错误的是＿＿＿＿＿＿＿＿。
   - ① 比微绒毛粗而长
   - ② 可定向、节律性摆动
   - ③ 主要分布于呼吸道上皮细胞
   - ④ 光镜下一般无法辨认
9. 蛋白质分泌细胞的超微结构特点是＿＿＿＿＿＿＿＿。
   - ① 细胞基部有大量的粗面内质网
   - ② 可见较多初级溶酶体
   - ③ 大量管状脊线粒体
   - ④ 滑面内质网丰富

10. 被覆上皮的结构特点不包括_____。

① 覆盖于体表或衬于有腔器官内表面　② 细胞排列密集，细胞间质少

③ 上皮组织内含血管、神经　　　　　④ 上皮细胞有明显的极性

（二）名词解释

1. 微绒毛
2. 基膜
3. 连接复合体
4. 质膜内褶
5. 内皮
6. 间皮

（三）问答题

1. 上皮组织有哪些共同特征？
2. 被覆上皮的分类命名原则是什么？
3. 比较纤毛和微绒毛的异同。
4. 比较黏液性腺细胞与浆液性腺细胞的光镜结构和电镜结构的异同。

（四）识图

下图为单层柱状上皮在高倍镜下的结构草图，请你在图上注明下列结构：上皮细胞、细胞质、细胞核、细胞间质、基膜、上皮细胞的游离端和基底端。

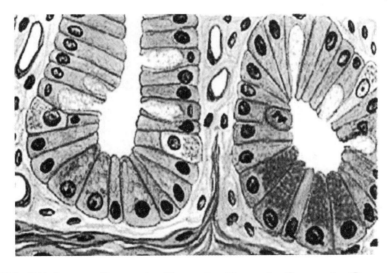

（选择题参考答案：1. ②　　2. ③　　3. ①　　4. ④　　5. ④　　6. ①　　7. ③　　8. ④　　9. ①　　10. ③）

【英语单词表】

epithelium [ˌepɪˈθiːljəm]　　　　　　　　　上皮

free surface [fri: ˈsəːfɪs]　　　　　　　　游离面

basement membrane ['beɪsmənt 'membreɪn]   基底膜

microvillus [ˌmaɪkrəʊ'vɪləs]   微绒毛

cilium ['sɪlɪəm]   纤毛

endothelium [ˌendəʊ'θi:lɪəm]   内皮

mesothelium [ˌmesəʊ'θi:lɪəm]   间皮

simple squamous epithelium   单层扁平上皮
    ['sɪmpl 'skweɪməs ˌepɪ'θi:ljəm]

simple cuboidal epithelium   单层立方上皮
    ['sɪmpl kju:'bɔɪdəl ˌepɪ'θi:ljəm]

simple columnar epithelium   单层柱状上皮
    ['sɪmpl kə'lʌmnə ˌepɪ'θi:ljəm]

pseudostratified ciliated columnar epithelium   假复层纤毛柱状上皮
    [sju:də'strætɪfaɪd 'sɪlɪɪted kə'lʌmnə ˌepɪ'θi:ljəm]

transitional epithelium [træn'sɪʃnəl ˌepɪ'θi:ljəm]   变移上皮

intercellular substance   细胞间质
    [ˌɪntə(:)'seljʊlə 'sʌbstəns]

stratified squamous epithelium   复层扁平上皮
    ['strætɪfaɪd 'skweɪməs ˌepɪ'θi:ljəm]

junctional complex ['ʤʌŋkʃənel 'kɒmpleks]   连接复合体

plasma membrane infolding   质膜内褶
    ['plæzmə 'membreɪn ɪn'fəʊldɪŋ]

protein-secreting cell ['prəʊti:n 'si:krɪtɪŋ sel]   蛋白质分泌细胞

steroid-secreting cell ['stɪərɔɪd 'si:krɪtɪŋ sel]   类固醇分泌细胞

glandular epithelium ['glændjʊlə ˌepɪ'θi:ljəm]   腺上皮

duct [dʌkt]   导管

secretory portion [sɪ'kri:tərɪ 'pɔ:ʃən]   分泌部

serous cell ['sɪərəs sel]   浆液细胞

mucous cell ['mju:kəs sel]   黏液细胞

endocrine gland ['endəʊkraɪn glænd]   内分泌腺

exocrine gland ['eksəkraɪn glænd]   外分泌腺

（赵　佳）

第四章　结缔组织

Connective Tissue

结缔组织由细胞和大量细胞外基质构成。结缔组织的细胞种类多，无极性，散在分布于细胞外基质中。细胞外基质包括丝状纤维、无定形基质和不断循环更新的组织液。结缔组织有支持、连接、营养、保护和修复等功能。

【目的要求】

1. 掌握疏松结缔组织的光镜结构和电镜结构。
2. 了解间充质、致密结缔组织、脂肪组织和网状组织的光镜结构特点。

【实验内容】

（一）光镜结构

1. 疏松结缔组织(loose connective tissue)（Ⅰ）（彩图 4-1）

观察标本：小肠横切片或食管切片（HE 染色）。

肉眼观察：管壁分为三层，内外两层染色较深，中层染色浅，由疏松结缔组织构成。

低倍镜观察：疏松结缔组织中纤维排列疏松，染成粉红色，被切成各种断面。基质多未着色，细胞数量少，仅见染成蓝色的细胞核。

高倍镜观察：

（1）纤维：

① 胶原纤维：粗细不均，染成粉红色，呈带状、块状或点状切面。

② 弹性纤维：呈细丝状或点状结构，具有折光性。调节微调，可见组织中有亮红色点状或细丝状结构，即为弹性纤维，但常不易与胶原纤维区别。

（2）细胞：镜下所见紫蓝色椭圆形细胞核主要为成纤维细胞核，由于细胞质着色与纤维相近，故其细胞轮廓不清。其他细胞较少，不易识别。

2. 疏松结缔组织（Ⅱ）

观察标本：气管切片（HE 染色）。

肉眼观察：标本为一管状结构，腔面为紫蓝色上皮，上皮以外为淡红色的结缔组织，再外面是染成蓝色的"C"形透明软骨环。

低倍镜观察：由内向外观察，内面的上皮为假复层纤毛柱状上皮。上皮借染成淡红色的基膜与深面疏松结缔组织相连。

高倍镜观察：疏松结缔组织内纤维数量少，排列疏松，方向不一，呈松网状，染成淡红色。弹性纤维横切面也染成淡红色，如在暗视野下可见其折光性较强。纤维间散在有一些紫蓝色小点，为细胞核，主要是成纤维细胞的细胞核，细胞质分辨不清。此处的疏松结缔组织中有一些成团分布的黏液性腺泡和浆液性腺泡。

3. 疏松结缔组织（Ⅲ）（彩图 4-2）

观察标本：活体注射染料的腹壁皮下疏松结缔组织铺片（特殊染色）。

肉眼观察：皮下疏松结缔组织铺片，厚薄不均。

低倍镜观察：纤维粗细不等，染成红黄色带状的是胶原纤维，紫蓝色细丝状的是弹性纤维。

高倍镜观察：选择较薄的、细胞和纤维较分散的部位进行观察。

（1）纤维：

① 胶原纤维：粗大，呈红黄色直行或波浪状的带状结构。

② 弹性纤维：较细，呈紫蓝色直行、弯曲或螺旋状的细丝。

（2）细胞：

① 成纤维细胞：星形，多突；细胞质较丰富，染成粉红色；细胞核染成紫蓝色，呈圆形或卵圆形。纤维细胞较小，为长梭形，细胞质较少，仅见染成紫蓝色的长椭圆形的细胞核。

② 巨噬细胞：呈圆形、椭圆形或不规则形；细胞质丰富，含吞噬的台盘蓝染料颗粒；细胞核小，着色较深，呈圆形或卵圆形。

③ 肥大细胞：常成群分布，细胞体较大，呈圆形或椭圆形，细胞质中含均匀、粗大、染成紫红色的颗粒。

4. 不规则致密结缔组织（irregular dense connective tissue）（彩图 4-3）

观察标本：手指皮切片（HE 染色）。

肉眼观察：标本中染成紫蓝色的为上皮，其深面染成粉红色的为不规则致密结缔组织。

低倍镜和高倍镜观察：不规则致密结缔组织中的纤维成分，因排列方向不一致，被切成各种切面，以粗大的、染成粉红色的胶原纤维为主。纤维束之间染成紫蓝色的细胞核，主要为成纤维细胞的细胞核。基质较少，未着色。

5. 规则致密结缔组织（regular dense connective tissue）（彩图 4-4）

观察标本：肌腱纵、横切片（HE 染色）。

肉眼观察：红色条状是肌腱的纵切，红色块状是肌腱的横切。

低镜和高倍镜观察：在纵切面上，胶原纤维束平行排列，染成红色。细胞单行排列于胶原纤维束之间，呈长梭形，细胞质少，细胞核呈杆状或椭圆形，又称之为腱细胞。在横切面上，胶原纤维束呈大小不等的红色块状，腱细胞呈星形，有的可见细胞核。

6. 脂肪组织(adipose tissue)

观察标本：手指皮或足底皮切片(HE 染色)。

肉眼观察：标本中呈蜂窝状、染色浅的一侧是皮下脂肪组织。

低倍镜和高倍镜观察：脂肪组织由大量脂肪细胞构成，并被疏松结缔组织分隔为许多脂肪小叶。脂肪细胞呈球形或多边形，由于在制片过程中脂滴被溶解，细胞常呈空泡状；少量细胞质位于细胞周边，染成红色；细胞核呈扁圆形，位于细胞边缘。脂肪细胞之间有时可见少量疏松结缔组织。

（二）示教

1. 间充质(mesenchyme)

鸡胚横切片(胭脂红染色)照片

间充质由间充质细胞和基质组成。细胞星形，多突；细胞质丰富，染成红色；细胞核大，呈卵圆形，核仁、核膜清楚，染色质少，基质未着色。

2. 浆细胞(plasma cell)

淋巴结切片(HE 染色)照片

浆细胞呈卵圆形；细胞核呈圆形，较小，偏于细胞一侧，染色质呈粗块状，靠近核膜，呈辐射状分布；细胞质丰富，呈嗜碱性，染成蓝色，靠近细胞核的细胞质浅染区系高尔基复合体和中心体所在的位置。

3. 肥大细胞(mast cell)

腹壁皮下疏松结缔组织铺片(甲苯胺蓝染色)照片

肥大细胞体积较大，呈圆形或椭圆形；细胞质内充满粗大的紫红色异染颗粒；细胞核小而圆，居中，未着色。

4. 网状组织(reticular tissue)——网状纤维(reticular fiber)。

淋巴结切片(硝酸银染色)照片

网状纤维被染为棕黑色，纤维较细，分支互相交织成网。

5. 网状细胞(reticular cell)

淋巴结切片(HE 染色)照片

网状细胞呈星形，多突；细胞核较大，呈圆形，位于细胞中央，核仁、核膜明显，染色质少；细胞质较丰富，呈弱嗜碱性。

（三）电镜结构

观察胶原纤维、成纤维细胞、巨噬细胞、浆细胞和肥大细胞。

【练习】

（一）选择题（选择一个最佳答案）

1. 在下列关于结缔组织特点的叙述中，错误的是_____。
   ① 细胞分散，细胞外基质多
   ② 细胞有极性，散在于细胞外基质中
   ③ 有支持、连接、保护等功能
   ④ 细胞外基质由基质、纤维和组织液构成

2. 固有结缔组织不包括_____。
   ① 致密结缔组织　　　　　　　　② 脂肪组织
   ③ 软骨组织　　　　　　　　　　④ 网状组织

3. 在下列关于巨噬细胞的叙述中，错误的是_____。
   ① 形态不规则，有短小突起　　　② 细胞质呈嗜酸性，核小而染色深
   ③ 具有分泌功能，可分泌抗体　　④ 能捕捉、处理和呈递抗原

4. 在下列细胞中，粗面内质网发达的细胞是_____。
   ① 肥大细胞　　　　　　　　　　② 脂肪细胞
   ③ 浆细胞　　　　　　　　　　　④ 巨噬细胞

5. 在下列关于胶原纤维的描述中，错误的是_____。
   ① 新鲜时呈黄色，又名黄纤维　　② 韧性大，抗拉力强
   ③ HE 染色后呈粉红色　　　　　④ 波浪状走行，可有分支相互交织

6. 在下列关于网状组织的描述中，错误的是_____。
   ① 由网状细胞、网状纤维和基质组成
   ② 主要分布于造血器官和淋巴组织
   ③ 网状细胞呈星形，多突
   ④ 网状纤维又称白纤维

7. 构成基质蛋白多糖的主干是_____。
   ① 硫酸软骨素　　　　　　　　　② 纤维粘连蛋白
   ③ 透明质酸　　　　　　　　　　④ 结合蛋白

8. 在下列细胞中，不参加机体免疫应答的细胞是_____。
   ① 成纤维细胞和脂肪细胞　　　　② 浆细胞和肥大细胞
   ③ 巨噬细胞和肥大细胞　　　　　④ 巨噬细胞和浆细胞

9. 在下列关于巨噬细胞超微结构的描述中，错误的是_____。
   ① 微丝丰富　　　　　　　　　　② 微管丰富
   ③ 线粒体丰富　　　　　　　　　④ 溶酶体丰富

10. 溶血性链球菌和癌细胞等可产生破坏细胞外基质的防御屏障，是其产生____
____。

① 透明质酸酶　　　　　　　② 胶原蛋白酶
③ 酸性磷酸酶　　　　　　　④ 碱性磷酸酶

（二）名词解释

1. 基质　　　　　　　　　　2. 组织液
3. 间充质　　　　　　　　　4. 分子筛
5. 嗜银纤维　　　　　　　　6. 浆细胞

（三）问答题

1. 比较结缔组织和上皮组织的结构及功能特点。
2. 简述疏松结缔组织中各种细胞的光镜结构、电镜结构及其功能。
3. 简述疏松结缔组织中三种纤维的形态结构特点。

（四）识图

1. 下图为疏松结缔组织的铺片在低倍镜下的结构草图，请你在图上注明下列结构：弹性纤维、胶原纤维、成纤维细胞、巨噬细胞、肥大细胞、血管和脂肪细胞。

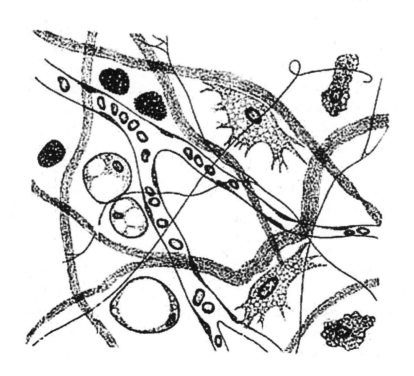

2. 下图为分子筛的模式图，请你在图上标明下列结构：透明质酸、蛋白多糖亚单位、连接蛋白等。

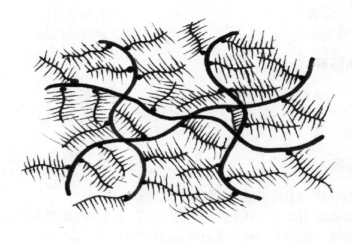

（选择题参考答案：1. ②　　2. ③　　3. ③　　4. ③　　5. ①　　6. ④
7. ③　　8. ①　　9. ③　　10. ①）

【英文单词表】

loose connective tissue ［luːs kəˈnəktɪv ˈtɪsjuː］	疏松结缔组织
fiber ［ˈfaɪbə］	纤维
fibril ［ˈfaɪbrɪl］	原纤维
elastic fiber ［ɪˈlæstɪk ˈfaɪbə］	弹性纤维
collageenous fiber ［kɒˈlædʒinəs ˈfaɪbə］	胶原纤维
reticular fiber ［rɪˈtɪkjʊlə ˈfaɪbə］	网状纤维
mesenchyme ［ˈmezənkaɪm］	间充质
ground substance ［graʊnd ˈsʌbstəns］	基质
tissue fluid ［ˈtɪsjuː ˈflu(ː)ɪd］	组织液
fibroblast ［ˈfaɪbrəʊblɑːst］	成纤维细胞
macrophage ［ˈmækrəfeɪdʒ］	巨噬细胞
plasma cell ［ˈplæzmə sel］	浆细胞
mast cell ［mɑːst sel］	肥大细胞
fat cell ［fæt sel］	脂肪细胞
dense connective tissue ［dens kəˈnəktɪv ˈtɪsjuː］	致密结缔组织
adipose tissue ［ˈædɪpəʊs ˈtɪsjuː］	脂肪组织
reticular tissue ［rɪˈtɪkjʊlə ˈtɪsjuː］	网状组织

（赵　佳）

第五章　血液及血细胞发生

Blood and Hematopoisis

血液和淋巴(淋巴液)分别是流动于心脏、血管和淋巴管内的液态组织。血液由血浆和红细胞、白细胞、血小板组成，血浆相当于细胞间质。血液在机体中主要有运输氧气、营养物质、组织代谢产物和二氧化碳等功能。血细胞主要由骨髓产生。血液中的血细胞陆续衰老死亡，骨髓不断输出新生细胞，保持动态平衡。血细胞形态、数量、百分比和血红蛋白含量的测定被称为血象。在病理条件下，血象常有显著变化，故检查血象对诊断疾病十分重要。

【目的要求】

1. 掌握油镜的正确使用方法。
2. 联系功能掌握红细胞、白细胞和血小板的光镜结构、功能及正常值。
3. 了解血细胞和血小板发生中形态变化的基本规律。

【实验内容】

(一) 油镜的使用

在组织学与胚胎学实验课中，只有血涂片需用油镜观察，其他组织切片均用低倍镜和高倍镜观察。使用油镜的操作步骤如下：

(1) 血涂片先在低倍镜和高倍镜下观察，选一红细胞均匀分散且白细胞较多的部位作为油镜观察的部位。

(2) 升高物镜(或降低载物台)，换用油镜镜头，将其置于正中位；从侧面观察，在油镜镜头的正下方将镜油滴于血涂片上(切勿多加)。

(3) 降低物镜，用肉眼从侧面观察，使油镜镜头刚好浸泡于镜油中，再从目镜中观察，同时调节细螺旋(注意只允许调节细螺旋)，直至物像清晰为止。

(4) 观察完毕，升高镜筒(或降低载物台)，取下玻片标本。

(5) 清洁油镜镜头，先用一张拭镜纸拖去镜头上的油。再用一张滴有二甲苯的拭镜纸拖净镜头上的油。注意拭镜纸只能拖，不能来回擦。最后用一张拭镜纸拭净残余的二甲苯。

（6）清洁玻片标本，方法与清洁油镜镜头的方法相同。

（二）光镜观察

1. 血液的有形成分

观察标本：血液涂片（Wright 氏染色）（彩图 5-1）。

肉眼观察：血液涂片呈红色均匀的薄膜状。注意区分标本的正反面，有血膜面反光较差，观察时一定要观察正面。

低倍镜观察：大量无细胞核的红色小球为红细胞，其间的少数有蓝色细胞核的细胞为白细胞，故在低倍镜下根据细胞有无细胞核可区分出红细胞和白细胞。

高倍镜观察：红细胞呈红色，无细胞核。白细胞有细胞核。凡细胞核呈圆形、卵圆形或马蹄形，而细胞质中无特殊颗粒者，为无粒白细胞；凡细胞核分叶或呈腊肠状，而细胞质中有特殊颗粒者，为有粒白细胞。故在高倍镜下根据白细胞的细胞核的形态，尤其是细胞质中有无特殊颗粒，可区分出各种白细胞。

高倍镜及油镜观察（彩图 5-2）：

（1）红细胞：呈圆盘形，无细胞核，细胞中央染色浅，周围染色深。

（2）中性粒细胞：呈球形；细胞核为紫蓝色，染色质呈块状，细胞核多分为 2～5 叶，叶间有染色质丝相连，称之为分叶核；有的细胞核呈腊肠状或杆状，称之为杆状核。细胞质内有大量大小均匀、分布均匀的细小的紫红色中性颗粒。

（3）嗜酸性粒细胞：呈球形；细胞核为紫蓝色，多分为两叶；细胞质内充满分布均匀的粗大的橘红色嗜酸性颗粒，轻调微调可见颗粒略带折光性。

（4）嗜碱性粒细胞：呈球形，数量很少；细胞核常呈“S”形或不规则形，染色浅；细胞质中含有大小不等、分布不均的紫蓝色的嗜碱性颗粒，颗粒常掩盖细胞核。

（5）淋巴细胞：呈球形或卵圆形，分大、中、小淋巴细胞。

小淋巴细胞：数量多，体积较小，与红细胞相近；细胞核呈球形，较大，一侧常有凹痕，染色质呈致密块状并深染；细胞质少，呈天蓝色窄带环绕细胞核，细胞质内有时可见少量细小的紫色嗜天青颗粒。

大、中淋巴细胞：数量少，体积较大；细胞核呈圆形或卵圆形，染色质疏松，染色较浅；细胞质丰富，染成天蓝色，内含少量大的嗜天青颗粒。

（6）单核细胞：呈球形或卵圆形，细胞体较大；细胞核呈卵圆形、肾形、马蹄形或不规则形，染色质呈丝网状，着色浅；细胞质丰富，染成灰蓝色，内含少量染成紫色的细小的嗜天青颗粒。

（7）血小板：常成群分布，单个呈星形或多角形，浅蓝色或粉红色的细胞质中有少量细小的紫色血小板颗粒。

2. 普通染色的血细胞（Ⅰ）

观察标本：心脏切片（HE 染色）。

低倍镜观察：在心肌组织中有一些圆形或不规则的腔，腔的内表面覆以单层扁平上皮（内皮），这些管状结构即血管。血管内的红色颗粒状结构为普通染色的红细胞，蓝色颗粒状物为白细胞。

高倍镜观察：血管内的红色粒状物即为红细胞，在红细胞之间可见数量很少的紫蓝色细胞，即为普通染色的白细胞。因无法辨认白细胞的细胞质，故不能区分白细胞的种类。

3. 普通染色的血细胞（Ⅱ）

观察标本：手指皮切片（HE 染色）。

肉眼观察：位于上皮组织深面染成粉红色的为结缔组织。

低倍镜和高倍镜观察：结缔组织中的小血管管腔内有红细胞和白细胞。红细胞数量多，呈鲜红色点状，无细胞核。白细胞数量少，有紫蓝色细胞核。

4. 不同发育阶段的血细胞

观察标本：红骨髓涂片（Wright 氏染色）。

低倍镜观察：选择有核细胞较多、细胞散在、染色均匀的区域，首先分辨成熟红细胞与有核细胞。

高倍镜或油镜观察：着重观察有核细胞。根据细胞核的特点、细胞质的染色及颗粒的有无确定为红细胞系或白细胞系。凡细胞核呈圆形，细胞质较少且无颗粒，细胞质呈墨水蓝、紫蓝或红色者，为各发育阶段的红细胞。凡细胞核呈圆形、卵圆形、肾形或马蹄形，细胞质较多且含有特殊颗粒者，为各发育阶段的白细胞。

由于不可能在一个视野内看到各发育阶段的红细胞及有粒白细胞，因此必须移动切片进行观察，观察时请参考教科书中的图来鉴别所观察的细胞所属的细胞系及其发育阶段。

在低倍镜下尚可见到特别巨大的细胞（称为巨核细胞），其细胞核大，形态不规则，可分叶；细胞质呈嗜酸性，有嗜天青颗粒。其细胞质脱离后则成为血小板。

（三）示教

1. 网织红细胞（reticulocyte）

血液涂片（煌焦油蓝染色）照片

可见网织红细胞的细胞体与成熟红细胞相似或稍大，细胞质中有蓝色丝网状结构，是细胞质中残留的核蛋白体被着色所致。

2. 原红细胞、原粒细胞

骨髓涂片（Wright 氏染色）照片

可见原红细胞较大；细胞核大而圆，染色质细而疏松并呈细颗粒状，有 2 或 3 个核仁，细胞核占细胞质绝大部分；细胞质呈强嗜碱性，染成墨水蓝色，可有伪足突起。原粒细胞较大，细胞核大，呈圆形或卵圆形，染色质细而疏松并呈网状，有 2~5 个明显的核仁；细胞质呈嗜碱性，染成天蓝色，无颗粒。

（四）电镜结构

观察红细胞、网织红细胞、白细胞、血小板。

【练习】

（一）选择题（选择一个最佳答案）

1. 在下列关于成熟红细胞的描述中，错误的是_____。
 ① 呈双凹圆盘形   ② 细胞质内充满血红蛋白
 ③ 细胞质内可有少量线粒体   ④ 细胞膜上有血型抗原

2. 在下列关于网织红细胞的叙述中，错误的是_____。
 ① 无细胞核   ② 无细胞器
 ③ 呈双凹圆盘形   ④ 是未完全成熟的红细胞

3. 在下列关于中性粒细胞的描述中，错误的是_____。
 ① 是数量最多的白细胞   ② 细胞核多分为 2~5 叶
 ③ 细胞质中仅有中性特殊颗粒   ④ 可吞噬和杀灭细菌

4. 在下列关于嗜碱性粒细胞的特点中，错误的是_____。
 ① 白细胞中比例最大   ② 可能引起过敏反应
 ③ 颗粒大小不等、分布不均   ④ 颗粒中含组织胺

5. 在下列关于淋巴细胞的叙述中，不正确的是_____。
 ① 分大、中、小三种   ② 细胞质丰富，呈嗜碱性
 ③ 细胞质中有嗜天青颗粒   ④ 参与免疫反应

6. 在下列关于单核细胞的叙述中，错误的是_____。
 ① 外周血细胞中体积最大   ② 细胞核多呈肾形或马蹄形
 ③ 因体积大不能穿出血管   ④ 细胞质中有嗜天青颗粒

7. 在下列关于血小板的描述中，正确的是_____。
 ① 由骨髓中巨噬细胞的细胞质脱落而来   ② 无细胞核，有细胞器
 ③ 呈双凹圆盘状   ④ 参与止血和凝血

8. 在下列关于嗜酸性粒细胞的描述中，不正确的是_____。
 ① 细胞核多分为 2 叶   ② 颗粒大小不均，分布不均
 ③ 与抗过敏反应有关   ④ 与寄生虫感染有关

9. 在下列关于造血干细胞的描述中，不正确的是_____。
 ① 又名造血祖细胞   ② 有很强的增殖潜能
 ③ 可分化为各种血细胞   ④ 来源于胚胎时期的卵黄囊

10. 在下列关于红细胞发生规律的叙述中，不正确的是_____。
 ① 细胞由大到小   ② 细胞核由有到无
 ③ 细胞核染色由浅至深   ④ 血红蛋白从无到有，由少到多

（二）名词解释

1. 网织红细胞   2. 造血干细胞

3. 造血祖细胞
4. 血象
5. 幼红细胞岛
6. 细胞核左移
7. 血浆

（三）问答题

1. 列表比较五种白细胞的光镜结构及其功能。
2. 试述成熟红细胞的形态结构特点及其功能。
3. 简述血细胞发生过程中形态演变的一般规律。
4. 简述骨髓的组织结构。

（四）作业

请写出血液有形成分的分类和计数的正常值。

（选择题参考答案：1. ③　　2. ②　　3. ③　　4. ①　　5. ②　　6. ③
7. ④　　8. ②　　9. ①　　10. ③）

【英文单词表】

blood ［blʌd］   血液
lymph ［lɪmf］   淋巴，淋巴液
plasma ［'plæzmə］   血浆
serum ［'sɪərəm］   血清
erythrocyte ［ɪ'rɪθrəʊsaɪt］   红细胞
hemoglobin(Hb) ［ˌhiːməʊ'gləʊbɪn］   血红蛋白
reticulocyte ［rɪ'tɪkjʊləˌsaɪt］   网织红细胞
leucocyte ［'ljuːkəˌsaɪt］   白细胞
neutrophilic granulocyte, neutrophil   中性粒细胞
［ˌnjuːtrə'fɪlɪk 'grænjʊləsaɪt］, ［'njuːtrəfɪl］
eosinophilic granulocyte, eosinophil   嗜酸性粒细胞
［ˌiːəˌsɪnə'fɪlɪk 'grænjʊləsaɪt］, ［ˌiːəʊ'sɪnəfɪl］
basophilic granulocyte, basophil   嗜碱性粒细胞
　　［ˌbeɪsəʊ'fɪlɪk 'grænjʊləsaɪt］, ［'beɪsəfɪl］
monocyte ［'mɒnəʊˌsaɪt］   单核细胞
lymphocyte ［'lɪmfəsaɪt］   淋巴细胞
hemopoietic stem cell ［hiːˌəməpɔɪ'etik stem sel］   造血干细胞
blood platelet ［blʌd 'pleɪtlɪt］   血小板

（赵　佳）

第六章　软骨和骨

Cartilage and Bone

软骨组织由软骨细胞和软骨基质构成。软骨组织及其周围的软骨膜构成软骨。在成体内软骨的作用依其分布的部位而异。骨由骨组织、骨膜和骨髓构成，骨组织是骨的结构主体。骨对机体起着支持和保护作用，所含骨髓是血细胞发生的部位，骨也是机体钙、磷的储存库。

【目的要求】

1. 掌握透明软骨的光镜结构。
2. 了解纤维软骨和弹性软骨的光镜结构特点。
3. 掌握骨组织及长骨的光镜结构。
4. 了解骨组织发生的基本过程及发生方式。

【实验内容】

（一）光镜观察

1. 透明软骨(hyaline cartilage)（彩图6-1）

观察标本：气管横切片(HE染色)。

肉眼观察：标本中部染成浅蓝色的带状结构即为透明软骨。

低倍镜观察：透明软骨由中央染成浅蓝色的透明软骨组织和周围染成红色的致密结缔组织性软骨膜两部分组成。透明软骨边缘的基质染成粉红色，越向中央嗜碱性越强。周边的软骨细胞体积较小，细胞较幼稚，呈扁圆形，单个分布。深部软骨细胞逐渐变大，呈圆形或椭圆形，具有明显的软骨陷窝，陷窝周围的蓝色环状软骨基质即为软骨囊，软骨细胞在囊内分裂，多个细胞排列在一起，称之为同源细胞群。

高倍镜观察：软骨细胞的细胞质呈弱嗜碱性，细胞核较小，位于细胞中央。处于生活状态时，软骨细胞充满软骨陷窝，但在HE染色切片中，细胞质收缩，细胞变得不规则，因而软骨囊与细胞间出现腔隙。细胞间质中含胶原原纤维，其折光率与基质相同，故不易分辨。

2. 骨组织(osseous tissue)(密质骨)(彩图 6-2、6-3)

观察标本：长骨横磨片(硝酸银染色)或指骨横切片(硫堇苦味酸染色)。

肉眼观察：标本不规则，凸的一面为外面，相对应的凹面为骨髓腔面，标本染成棕褐色。

低倍镜和高倍镜观察：在较暗的光线下从外向内观察，最外层为数层平行排列的外环骨板；骨髓腔表面的骨板与外环骨板排列一致，称之为内环骨板，但层数较少，且不平整。内、外环骨板不易保留，可根据骨板弧度区分。介于内、外环骨板之间呈同心圆排列的结构为骨单位。骨单位之间的不规则骨板为间骨板。此外，有时可见在内、外环骨板间将两中央管(哈佛氏管)相连的管道(呈纵切或斜切)，其管壁没有呈同心圆排列的骨板围绕，称之为穿通管。

骨单位：由位于中轴的中央管和周围同心圆排列的骨板组成。骨板内或骨板间可见许多菱形裂隙，即骨陷窝，为容纳骨细胞的细胞体的位置。由骨陷窝向各个方向伸出一些细长的分支小管，即骨小管，容纳骨细胞的突起。在环骨板、骨单位和间骨板之间可见折光性较强的分界线，称之为粘合线。

3. 软骨内成骨(长骨发生)(endochondral ossification)

观察标本：新生儿指骨纵切片(HE染色)。

肉眼观察：标本中膨大的一端为长骨骨骺部，狭长的部分为长骨骨干部。

低倍镜观察：骨骺由透明软骨组成，骨干由骨松质、骨髓及骨膜组成。在骨干部，周边红色条状的骨组织为骨领，其外侧的结缔组织为骨膜。骨领在骨骺处消失，骨膜移行为软骨膜。骨领内侧为骨髓腔。这种成骨方式比膜内成骨更为复杂，称之为软骨内成骨，它使长骨增粗。

骺板软骨与骨干之间的形态变化反映了软骨细胞增生、退化、吸收和骨组织形成的连续过程。从骨骺端到骨干的骨髓腔，骺板依次分为四个区：

(1) 软骨储备区：软骨细胞幼稚，体积小，散在均匀分布，软骨基质染成浅蓝色。

(2) 软骨增生区：软骨细胞较大，并增生排列成行，即形成同源细胞群。软骨细胞扁平，其长轴与长骨长轴垂直。

(3) 软骨钙化区：软骨细胞体积进一步增大，呈空泡状，细胞核固缩，细胞退化消失，形成与骨干平行的管状隧道。钙化的软骨基质被染成深蓝色或紫色。

(4) 成骨区：嗜碱性的细胞间质逐渐被嗜酸性的区域所取代，形成骨组织。在残留的钙化软骨基质表面，可见薄层不规则的新生骨组织，即骨小梁。骨组织表面可见排列成一层的成骨细胞及体积大、多核的破骨细胞。骨小梁之间的腔隙为骨髓腔，内含骨髓。

高倍镜观察：成骨细胞位于骨组织和钙化的软骨基质表面，成行排列，呈立方状或扁平状，细胞质嗜碱性强，细胞与红色骨组织之间可见薄层浅染的类骨质。骨细胞位于骨板内或骨板间，仅见其细胞体位于骨陷窝内，看不见骨小管及骨细胞突起。破骨细胞的细胞体大，有多个细胞核，位于骨组织表面，形态不规则，细胞质嗜酸性较强。

（二）示教

1. 纤维软骨（fibrous cartilage）

椎间盘切片（HE 染色）照片

纤维软骨中有大量染成红色的平行或交错排列的胶原纤维束，软骨细胞小而少，成行排列于胶原纤维束之间，软骨基质不明显。

2. 弹性软骨（elastic cartilage）

耳廓切片（Verhoeff 氏铁苏木精染色）照片

弹性软骨中染成紫黑色的弹性纤维互相交织成网，软骨细胞体积较大，位于网眼中。

3. 膜内成骨（顶骨发生）（intramembanous ossification）

胎儿顶骨切片（HE 染色）照片

标本中部可见大小不等、着色较红的不规则结构，即新生骨组织，称之为骨小梁或骨片。骨组织周围着色较浅的窄带为类骨质，类骨质外面的致密结缔组织为骨膜。成骨细胞单行排列于骨组织表面，细胞呈短柱状或椭圆形，细胞质呈强嗜碱性，细胞核呈卵圆形。骨细胞位于骨组织内，由成骨细胞转变而来。破骨细胞位于骨组织边缘，细胞较大且不规则，含多个细胞核，细胞质呈强嗜酸性。

（三）电镜结构

观察软骨细胞、成骨细胞、骨细胞和破骨细胞。

【练习】

（一）选择题（选择一个最佳答案）

1. 透明软骨中的纤维是_____。
   ① 胶原纤维   ② 弹性纤维
   ③ 网状纤维   ④ 胶原原纤维

2. 骨组织的细胞不包括_____。
   ① 成骨细胞   ② 骨细胞
   ③ 破骨细胞   ④ 巨噬细胞

3. 在下列关于成骨细胞的叙述中，错误的是_____。
   ① 细胞间有缝隙连接   ② 合成类骨质
   ③ 来源于骨祖细胞   ④ 细胞质呈嗜酸性，可溶解骨组织

4. 骨单位不包括_____。
   ① 同心圆排列的骨板   ② 中央管
   ③ 骨细胞   ④ 间骨板

5. 在下列关于骨松质和骨密质的共同点的描述中，错误的是_____。

① 均有骨板　　　　　　　　　　② 均有骨细胞

③ 均有骨单位　　　　　　　　　　④ 骨干中均有分布

6. 在下列关于长骨发生中成骨区特点的叙述中，错误的是_____。

① 在钙化的软骨基质表面成骨　　② 骨小梁呈纵行条索

③ 骨小梁有承重功能　　　　　　④ 骨小梁表面有破骨细胞

7. 在下列关于破骨细胞的描述中，错误的是_____。

① 属于单核吞噬细胞系统　　　　② 多核

③ 多位于骨领表面　　　　　　　④ 细胞内溶酶体多

8. 在下列关于类骨质的叙述中，正确的是_____。

① 钙化的软骨基质　　　　　　　② 未钙化的软骨基质

③ 钙化的骨基质　　　　　　　　④ 未钙化的骨基质

9. 在下列关于软骨细胞的叙述中，不正确的是_____。

① 在软骨的不同位置，细胞形态不一　② 位于软骨囊内

③ 分泌软骨基质　　　　　　　　④ 形成同源细胞群

10. 骨小管内包括_____。

① 血管　　　　　　　　　　　　② 神经

③ 骨细胞的突起　　　　　　　　④ 胶原纤维

（二）名词解释

1. 骨单位　　　　　　　　　　　　2. 类骨质

3. 软骨囊　　　　　　　　　　　　4. 骨板

5. 同源细胞群　　　　　　　　　　6. 骨陷窝

（三）问答题

1. 比较三种软骨组织的光镜结构特点。

2. 简述长骨的组织结构。

3. 长骨的发生方式及过程如何？长骨如何增长、增粗？

（四）识图

下图为长骨骨干横切面在光镜下的结构草图，请你在图上注明下列结构：外环骨板、内环骨板、中央管、骨单位、间骨板、穿通管。

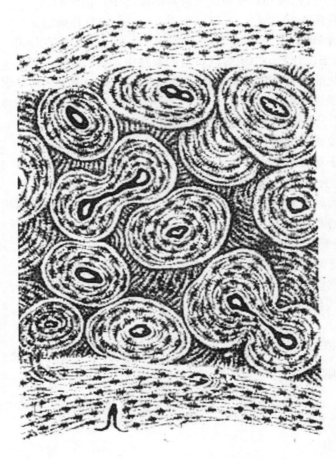

（选择题参考答案：1. ④　　2. ④　　3. ④　　4. ④　　5. ③　　6. ③
7. ③　8. ④　　9. ②　　10. ③）

【英文单词表】

cartilage tissue ['kɑːtɪlɪʤ 'tɪsjuː]	软骨组织
hyaline cartilage ['haɪəliːn 'kɑːtɪlɪʤ]	透明软骨
fibrous cartilage ['faɪbrəs 'kɑːtɪlɪʤ]	纤维软骨
elastic cartilage [ɪ'læstɪk 'kɑːtɪlɪʤ]	弹性软骨
cartilage lacuna ['kɑːtɪlɪʤ lə'kjuːnə]	软骨陷窝
cartilage capsule ['kɑːtɪlɪʤ 'kæpsjuːl]	软骨囊
perichondrium [ˌperɪ'kɒndrɪəm]	软骨膜
osseous tissue ['ɒsɪəs 'tɪsjuː]	骨组织
bone matrix [bəʊn 'meɪtrɪks]	骨基质
bone lamella [bəʊn lə'melə]	骨板

osteocyte ['ɒstɪəsaɪt]　　　　　　　　　　　　　骨细胞

bone lacuna [bəʊn lə'kjuːnə]　　　　　　　　　骨陷窝

bone canaliculi [bəʊn kælə'likjuli]　　　　　　骨小管

osteoprogenic cell [ˌɒstɪə'prɒʤinik sel]　　　骨祖细胞

osteoblast ['ɒstɪəblɑːst]　　　　　　　　　　　成骨细胞

osteoclast ['ɒstɪəklɑːst]　　　　　　　　　　　破骨细胞

osteoid ['ɒstɪɔɪd]　　　　　　　　　　　　　　类骨质

spongy bone ['spʌnʤɪ bəʊn]　　　　　　　　　骨松质

compact bone ['kɒmpækt bəʊn]　　　　　　　　骨密质

circumferential lamella [səˌkʌmfə'renʃəl lə'melə]　环骨板

osteon ['ɒstɪɒn]　　　　　　　　　　　　　　　骨单位

interstitial lamella [ˌɪntə(ː)'stɪʃəl lə'melə]　　间骨板

intramembranous ossification　　　　　　　　　膜内成骨
　　[intrə'menbreinəs ɒsɪfɪ'keɪʃən]

endochondral ossification [ˌendə'kɒndrəl ɒsɪfɪ'keɪʃən]　软骨内成骨

（赵　佳）

第七章　肌组织

Muscle Tissue

　　肌组织主要由肌细胞组成，肌细胞间有少量的疏松结缔组织、血管、淋巴管和神经。肌细胞因呈细长纤维形，故又被称为肌纤维，其细胞膜被称为肌膜，细胞质被称为肌浆。根据肌组织的结构和功能特点，分为骨骼肌、心肌和平滑肌三种，前两种属横纹肌。

【目的要求】

1. 掌握骨骼肌和心肌的光镜结构、电镜结构及其不同点。
2. 了解骨骼肌细胞的收缩机制。
3. 了解平滑肌的光镜结构和电镜结构的特点。

【实验内容】

（一）光镜观察

　　1. 骨骼肌(skeletal muscle)（彩图 7-1、7-2、7-3）

　　观察标本：骨骼肌切片(HE 染色)。

　　肉眼观察：切片中有两块组织，分别为纵切的骨骼肌和横切的骨骼肌，染成红色。

　　低倍镜观察：骨骼肌细胞染成红色，其间的疏松结缔组织内有丰富的血管和神经分布。纵切的骨骼肌细胞呈红色带状，可呈现明暗相间的横纹；具有多个细胞核，细胞核呈椭圆形，染成紫蓝色，位于肌膜下方。横切的骨骼肌纤维呈大小相近的红色块状切面；细胞核呈圆形，染成紫蓝色，位于细胞周边；细胞质中的红色细点状结构即为肌原纤维的横切面。

　　高倍镜观察：纵切面上的骨骼肌细胞呈长圆柱形，可呈现明暗相间的周期性横纹，染成红色的肌原纤维沿肌细胞的长轴排列。横切面上骨骼肌细胞的细胞质内含有丰富的红色细小颗粒，即肌原纤维。肌细胞借少量的疏松结缔组织相连。

　　2. 心肌(cardiac muscle)（彩图 7-4、7-5）

　　观察标本：心脏切片(HE 染色)。

　　肉眼观察：心肌标本染成红色。

低倍镜观察：心肌细胞染成红色，相邻心肌细胞之间有疏松结缔组织和丰富的毛细血管。因心肌排列方向不同，被切成各种不同的切面。纵切的心肌细胞呈红色带状；通常只有一个细胞核，呈椭圆形，染成紫蓝色，着色浅淡，位于细胞中央。横切面上心肌细胞呈大小不等的红色块状，细胞核呈圆形，位于细胞中央。注意心肌细胞核与结缔组织细胞核的区别，结缔组织细胞的细胞核小，着色深，位于心肌细胞之外。

高倍镜观察：纵切面上的心肌细胞呈红色带状，并可见细胞有分支相互吻合，相邻心肌细胞连接处，有与心肌细胞长轴相垂直的紫红色线状，即心肌闰盘，为心肌细胞间的细胞连接，是心肌纤维特有的结构。在心肌细胞上可见明暗相同的周期性横纹，但不如骨骼肌细胞明显。在横切的心肌细胞的细胞质中可见红色细小颗粒，有时呈放射状排列于肌浆内，为肌原纤维的横切面；细胞核居中央。

3. 平滑肌(smooth muscle)(Ⅰ)（彩图 7-6、7-7）

观察标本：小肠横切片（HE 染色）。

肉眼观察：切片中染成深红色的为平滑肌。

低倍镜观察：可见小肠平滑肌分为两层，内层为平滑肌的纵切面，平滑肌细胞呈长梭形；外层为平滑肌的横切面，平滑肌细胞被切成大小不等的红色块状切面。两层之间可见少量的结缔组织。

高倍镜观察：纵切面的平滑肌细胞呈梭形，常成束或成层排列，彼此借少量结缔组织相连。单个细胞核呈长椭圆形或杆状，位于细胞中央，染成浅蓝色；细胞质染成红色，丰富。平滑肌细胞无周期性横纹。横切的平滑肌细胞大小不等，大的切面可见细胞核。

4. 平滑肌(smooth muscle)(Ⅱ)

观察标本：膀胱切片（HE 染色）。

肉眼观察：标本周围染成红色的一层为膀胱的肌层，为观察的重点。

低倍镜观察：从内向外可见变移上皮、结缔组织，较厚一层为不同切面的平滑肌纤维束。呈块状的是横切的平滑肌，呈条状的是纵切的平滑肌。

高倍镜观察：纵切的平滑肌细胞外形为梭形；细胞核呈棒状或椭圆形，染色较淡，单个，位于细胞中央；细胞质呈嗜酸性，染成红色。各平滑肌细胞紧密相邻，互相嵌合，平行排列成束。横切平滑肌细胞外形大小不等，呈相似的圆形或不规则多边形，染成红色，大者中部可见圆形染成蓝色的细胞核，小的无细胞核。均看不见肌膜及肌原纤维。

（二）示教

1. 心肌闰盘(intercalated disk)

心脏切片（磷钨酸-苏木精染色）照片

在心肌细胞的纵切面上，相邻心肌细胞的连接处，可见染成深蓝色的线条状的结构，且与心肌细胞的长轴相垂直，即心肌闰盘。

2. 分离肌纤维

分离平滑肌细胞（HE 染色）照片

显示单个平滑肌细胞的整体形态。

（三）电镜结构

1. 骨骼肌细胞。

观察终池、横小管、三联体、肌浆网、明带、暗带、Z 线、M 线、H 带、肌节。

2. 心肌、闰盘。

观察 Z 线、终池、横小管、二联体、线粒体、明带、暗带、闰盘、纵小管。

3. 骨骼肌、神经-肌连接。

观察终池、横小管、三联体、肌浆网、明带、暗带、Z 线、M 线、H 带、肌节、神经终末、突触小泡。

【练习】

（一）选择题（选择一个最佳答案）

1. 在下列关于肌组织的叙述中，不正确的是_____。

　① 肌细胞呈纤维状　　　　　　② 横纹肌又名随意肌

　③ 肌细胞的细胞膜又名肌膜　　④ 平滑肌收缩缓慢而持久

2. 在骨骼肌收缩时，下列叙述中错误的是_____。

　① I 带变短　　　　　　　　　② H 带变短

　③ 粗肌丝长度不变　　　　　　④ 细肌丝变短

3. 在下列关于终池的叙述中，正确的是_____。

　① 由肌膜凹陷形成　　　　　　② 为横小管向两侧凸出形成的膨大

　③ 是由纵小管两端扩大形成的，呈扁囊状　④ 由粗面内质网形成

4. 骨骼肌细胞的细胞核位于_____。

　① 基膜之下　　　　　　　　　② 肌膜之下

　③ 细胞质中央　　　　　　　　④ 明带中央

5. 骨骼肌中的肌丝不包括_____。

　① 肌动蛋白　　　　　　　　　② 肌球蛋白

　③ 肌钙蛋白　　　　　　　　　④ 肌磷蛋白

6. 平滑肌细胞内不包括_____。

　① 粗肌丝　　　　　　　　　　② 细肌丝

　③ 肌原纤维　　　　　　　　　④ 中间丝

7. 在下列关于肌节的叙述中，正确的是_____。

　① 两条 Z 线之间的一段肌纤维　② 两条 M 线之间的一段肌原纤维

　③ 由 1/2A 带+I 带+1/2A 带组成　④ 由 1/2I 带+A 带+1/2I 带组成

8. 闰盘中不存在_____。
  ① 紧密连接   ② 中间连接
  ③ 桥粒   ④ 缝隙连接

9. 关于心肌纤维的描述正确的是_____。
  ① 呈长梭形   ② 有多个细胞核
  ③ 属于横纹肌   ④ 细胞之间仅有缝隙连接

10. 在关于横小管的叙述中，不正确的是_____。
  ① 由肌膜向细胞质内凹陷形成
  ② 可将肌膜的兴奋传向胞浆内
  ③ 骨骼肌的横小管比心肌的横小管粗大
  ④ 骨骼肌的横小管位于明带与暗带的交界处，而心肌的横小管则处于 Z 线水平

（二）名词解释

1. 肌节   2. 肌原纤维
3. 横小管   4. 终池
5. 三联体   6. 闰盘
7. 肌纤维   8. 明带
9. 暗带   10. H 带

（三）问答题

1. 列表比较骨骼肌细胞与心肌细胞的光镜结构和电镜结构。
2. 简述当神经冲动传到骨骼肌细胞的肌膜后骨骼肌细胞的收缩过程。

（四）识图

下图为一个肌节的超微结构模式图，请你在图中标出以下结构：粗肌丝、细肌丝、Z 线、M 线、I 带、A 带、H 带。

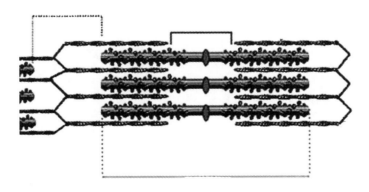

（选择题参考答案：1. ② 2. ④ 3. ③ 4. ② 5. ④ 6. ③
7. ④ 8. ① 9. ③ 10. ③)

【英语单词表】

muscle fiber ['mʌsl 'faɪbə]	肌纤维
muscle tissue ['mʌsl 'tɪsjuː]	肌组织
skeletal muscle ['skelɪtl 'mʌsl]	骨骼肌
cardiac muscle ['kɑːdɪæk 'mʌsl]	心肌
smooth muscle [smuːð 'mʌsl]	平滑肌
sarcolemma [ˌsɑːkə'lemə]	肌膜
myofibril [ˌmaɪəʊ'faɪbrɪl]	肌原纤维
sarcomere ['sɑːkəmɪə]	肌节
myosin ['maɪəsɪn]	肌球蛋白
actin ['æktɪn]	肌动蛋白
tropomyosin [ˌtrɒpəʊ'maɪəsɪn]	原肌球蛋白
troponin ['trɒpənɪn]	肌钙蛋白
transverse tubule ['trænzvɜːs 'tjuːbjuːl]	横小管
sarcoplasmic reticulum ['sɑːkəplæzmɪk rɪ'tɪkjʊləm]	肌浆网
triad ['traɪəd]	三联体
intercalated disk [ɪn'tɜːkəleɪted dɪsk]	闰盘
dense body [dens 'bɒdɪ]	密体
epimysium [ˌepɪ'mɪzɪəm]	肌外膜
perimysium [ˌperɪ'mɪzɪəm]	肌束膜
endomysium [ˌendəʊ'mɪzɪəm]	肌内膜

（丁　艳）

第八章　神经组织

Nerve Tissue

神经组织由神经细胞和神经胶质细胞组成。神经细胞又称神经元，是神经组织的结构和功能单位，具有接受刺激、传导冲动和整合信息的能力，有些神经元还具有内分泌功能。神经胶质细胞的数目比神经元更多，对神经元起支持、保护、绝缘、营养等作用。

【目的要求】

1. 掌握神经元的光镜结构、电镜结构和化学性突触的电镜结构特点。
2. 掌握有髓神经纤维的光镜结构、电镜结构特点。
3. 了解神经胶质细胞和神经末梢的结构特点。

【实验内容】

（一）光镜观察

1. 多极神经元(multipolar neuron)、神经胶质细胞(neuroglia cell)

观察标本：脊髓横切片（HE 染色）（彩图 8−1）。

肉眼观察：脊髓横切片标本呈椭圆形，中央染成深红色的"H"形的区域为灰质，是神经元细胞体聚集处；周围染色浅部为白质，是神经纤维集中的部位。标本具有裂隙的一方为腹侧。

低倍镜观察：在裂隙两侧灰质部位，可见较大的、染成紫红色的、形态不规则的块状结构，为运动神经元细胞体。在神经元的周围分散有较多而小的染成紫蓝色的细胞核，系神经胶质细胞的细胞核。灰质中央的小管为中央管。

高倍镜观察：运动神经元细胞体大，中央有一个大而呈圆形或卵圆形的空泡状的细胞核，核膜清楚，核内染色质少，核仁明显。细胞核周部的细胞质较丰富，可见许多大小不等、形态不一的紫蓝色小块状结构，称之为尼氏体，形似虎斑。神经元突起常被切断，试着区别两类突起。树突的结构与核周质相似，轴突和轴丘处则无尼氏体。神经元之间可见许多紫蓝色的细胞核，系神经胶质细胞的细胞核。其中，细胞核最大、呈圆形或椭圆形且染色较浅者，是星形胶质细胞的细胞核；细胞核较小而圆且染色较深者，是少突胶质细胞的细胞核；细胞核最小、形状不一且染色最深者，系小胶质细胞的细胞核。中央管管壁被覆一层单层柱状细胞，为室管膜细胞。

2. 神经元（neuron）、神经胶质细胞（neuroglia cell）

观察标本：大脑皮质火棉胶切片（高氏染色）（附两种星形胶质细胞的高倍照片）。

肉眼观察：切片较厚，背底为淡黄色，细胞多染成深褐色。标本表面着色深，为皮质，宜在此处观察神经元。皮质深面染色浅，为髓质，此处缺乏神经元的细胞体，有神经胶质细胞及神经纤维。

低倍镜观察：观察时需转动微调节轮才能看清标本的全貌。在皮质内，可见许多染成深褐色的、有突起的细胞，细胞体大而明显，为神经元。神经元周围及髓质内的细胞体小、具许多星芒状突起的细胞为星形胶质细胞。

试着辨认以下几种神经元：

（1）锥体细胞：为神经元的一种，细胞体呈锥体形，由细胞体顶端发出一支粗而长的主树突，直行向皮质的表面。由此主树突也发出一些分支。由细胞体的基底部发出数支较短小的基树突，其树突分支较多且有许多棘状膨大，叫树突棘，致使其表面不光滑。细胞体基部还向髓质发出一细长而很少分支的轴突，切片上常较短，且并非每个神经元的轴突都能被看到。

（2）星形细胞：数量较少，神经元外形呈星形，细胞体小，有多条突起。

（3）梭形细胞：数量较少，主要位于皮质的深层，细胞体较小，呈梭形；树突一般自细胞体的上、下两端发出，轴突一般起于下端的树突主干，走向髓质，但也有与表面平行者。

在皮质或髓质内可找到以下几种神经胶质细胞：

（1）原浆性星形胶质细胞：大多位于皮质内，突起粗短、数量较多，分支也多，使细胞外形似绒球。

（2）纤维性星形胶质细胞：大多分布在髓质内血管周围，突起细长，数目较少，突起刚直，分支少，表面光滑，有的突起末端附着在血管壁上，末端膨大，即为血管足板。

（3）少突胶质细胞：皮质、髓质内均可找到，但数量较少；细胞体较小，一般为圆形；从细胞体发出为数不多的胞突，且胞突常呈串珠状。

3. 有髓神经纤维（myelinated nerve fiber）

观察标本：坐骨神经纵、横切片（HE染色）（彩图8-2）。

肉眼观察：切片染成粉红色，长条状者为坐骨神经纵切面，圆形者为横切面。

低倍镜观察：纵切的坐骨神经纤维呈条索状，数量多，平行排列。横切的神经外面包有神经外膜；在神经内包括有多个圆形的神经束，分别包有致密结缔组织构成的神经束膜；每一个神经束内又由大量的神经纤维组成，在神经纤维之间有少量的疏松结缔组织构成神经内膜。

高倍镜观察：

（1）坐骨神经的纵切面：

① 轴突：位于有髓神经纤维的中轴，细长，染成浅蓝色或紫蓝色。

② 髓鞘：位于轴索的周围，呈粉红色网状结构，呈节段性，两段髓鞘之间的缩窄处为郎飞结。相邻两郎飞结之间的一段神经纤维被称为结间体或结间段。

③ 神经膜：包在髓鞘的外周，由施万细胞的细胞膜和基膜构成，呈粉红色线状。神经膜内侧的施万细胞的细胞核呈椭圆形，染成紫蓝色，注意与神经内膜中成纤维细胞的细胞核相区别。

（2）坐骨神经的横切面：可见神经纤维粗细不等，中央的浅蓝色或紫蓝色小点为轴突，围绕轴索呈放射状的细网状结构为髓鞘，最外面为神经膜。在某些切面上，可见弯月形的施万细胞的细胞核位于髓鞘和神经膜之间。

（二）示教

1. 神经原纤维（neurofibril）

脊髓（硝酸银染色）照片

在多极神经元的核周部和胞突内均有染成棕黑色的线状结构，为神经原纤维。核周部的神经原纤维互相交织成网，胞突内则平行排列。

2. 环层小体（lameller corpuscle）、触觉小体（tactile corpuscle）

手指皮切片（HE 染色）照片

环层小体位于结缔组织深面，体积较大，呈圆形或卵圆形，由多层呈同心圆排列的扁平细胞构成。小体中央有一条均质状的圆柱体，有髓神经纤维失去髓鞘后裸露的轴突即穿入其中。

表皮基底部凹凸不平，深面的结缔组织突入表皮形成真皮乳头。乳头内可见染成深红色的触觉小体，呈长椭圆形，由数层扁平、横列的细胞组成，其长轴与表皮表面垂直，外包薄层结缔组织。

3. 运动终板（motor end plate）

肋间肌撕片（蚁酸－氯化金染色）照片

神经纤维染成黑色，其末端呈爪状分支，并与染成深红色的骨骼肌细胞紧密相贴，结合处即为运动终板。

4. 肌梭（muscle spindle）

骨骼肌切片（HE 染色）照片

肌梭由结缔组织被囊包绕少量细的骨骼肌纤维组成，该肌细胞名为梭内肌细胞，轴索不易查见。

（三）电镜结构

1. 突触（synapse）

观察突触小泡、突触前成分、突触后成分、突出间隙。

2. 无髓神经纤维（unmyelinated nerve fiber）

观察轴索、神经膜细胞。

3. 有髓神经纤维（myelinated nerve fiber）

观察轴索、髓鞘、郎飞结。

【练习】

（一）选择题（选择一个最佳答案）

1. 关于轴突与树突的区别错误的是_____。
　① 轴突长，树突短　　　　　　② 轴突细，树突粗
　③ 轴突分支少，树突分支多　　④ 树突内无尼氏体

2. 通过电镜观察到的尼氏体的结构是_____。
　① 线粒体和粗面内质网　　　　② 高尔基复合体和粗面内质网
　③ 核糖体和粗面内质网　　　　④ 核糖体和滑面内质网

3. 在下列关于突触的叙述中，错误的是_____。
　① 有电突触和化学突触之分
　② 化学突触只引起化学变化，无电变化
　③ 化学性突触包括突触前成分、后成分和突触间隙
　④ 电突触就是缝管连接

4. 假单极神经元细胞体分布于_____。
　① 脊神经节　　　　　　　　　② 大脑皮质
　③ 小脑皮质　　　　　　　　　④ 脊髓灰质

5. 缝隙连接存在于_____。
　① 上皮组织　　　　　　　　　② 神经组织
　③ 肌组织　　　　　　　　　　④ 以上都有

6. 组成中枢神经系统神经纤维髓鞘的细胞是_____。
　① 施万细胞　　　　　　　　　② 小胶质细胞
　③ 少突胶质细胞　　　　　　　④ 星形胶质细胞

7. 运动终板的功能是_____。
　① 作为骨骼肌的本体感受器　　② 促进心肌、平滑肌收缩和腺体分泌
　③ 把神经冲动传向骨骼肌　　　④ 感受深压觉

8. 具有嗜银性的纤维是_____。
　① 肌原纤维　　　　　　　　　② 胶原纤维
　③ 神经原纤维　　　　　　　　④ 弹性纤维

9. 在下列关于树突棘的叙述中，错误的是_____。
　① 为树突分支的小突起　　　　② 形成突触的主要部位
　③ 增大了神经元接受刺激的表面积　④ 主要构成突触前成分

10. 神经胶质细胞的功能不包括_____。
　① 连接神经元　　　　　　　　② 营养神经元
　③ 保护神经元　　　　　　　　④ 分隔神经元

（二）名词解释

1. 突触
2. 尼氏体
3. 神经原纤维
4. 有髓神经纤维
5. 髓鞘

（三）问答题

1. 何谓神经纤维？试述有髓神经纤维的结构和功能特性。
2. 如何在 HE 染色标本上区别神经纤维、心肌纤维、骨骼肌纤维以及肌腱？
3. 绘图并描述多级神经元的形态结构。
4. 在脊髓切片上，如何识别星形胶质细胞、少突胶质细胞核小胶质细胞？

（四）识图

1. 下图为有髓神经纤维在高倍镜下的纵切结构草图，请你在图上注明下列结构：轴突、髓鞘、神经膜、施万细胞的细胞核、郎飞结、成纤维细胞的细胞核。

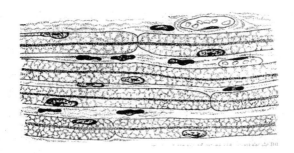

2. 下图为突触的电镜结构模式图，请你在图上注明突触小泡、线粒体、微丝微管、突触前膜、突触间隙、突触后膜。

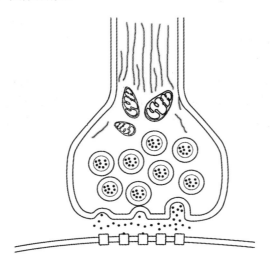

（选择题参考答案：1. ④　　2. ④　　3. ②　　4. ①　　5. ④　　6. ③
7. ③　　8. ③　　9. ④　　10. ①）

【英语单词表】

nerve tissue［nɜːv 'tɪsjuː］	神经组织
neuron［'njʊərɒn］	神经元
dendrite［'dendraɪt］	树突
axon［'æksɒn］	轴突
axon hillock［'æksɒn 'hɪlək］	轴丘
axoplasm［'æksəˌplæzəm］	轴浆
Nissl body［nisl 'bɒdɪ］	尼氏体
synapse［sɪ'næps］	突触
presynaptic element［prɪsɪ'næptɪk 'elɪmənt］	突触前成分
synaptic cleft［si'næptik kleft］	突触间隙
postsynaptic element［pəʊstsɪ'næptɪk 'elɪmənt］	突触后成分
synapse vesicle［sɪ'næps 'vesɪkl］	突触小泡
neuroglia cell［njʊ'rɒglɪə sel］	神经胶质细胞
astrocyte［'æstrəsaɪt］	星形胶质细胞
oligodendrocyte［'ɒlɪgəʊ'dendrəsaɪt］	少突胶质细胞
microglia［mai'krɒglɪə］	小胶质细胞
Schwann cell［ʃwɒn sel］	施万细胞
satellite cell［'sætəlaɪt sel］	卫星细胞
nerve fiber［nɜːv 'faɪbə］	神经纤维
Ranvier node［rænvɪə nəʊd］	郎飞结
neurofibril［njʊərəʊ'faɪbrɪl］	神经原纤维
myelin sheath［'maɪəlɪ(ː)n ʃiːθ］	髓鞘
neuronlemma［njuərə'lemə］	神经膜
nerve ending［nɜːv 'endɪŋ］	神经末梢
sensory nerve ending［'sensərɪ nɜːv 'endɪŋ］	感觉神经末梢
motor end plate［'məʊtə end pleɪt］	运动终板

（周　雪）

第九章 神经系统

Nervous System

神经系统主要由神经组织构成，分为中枢神经系统和周围神经系统两部分。前者包括脑和脊髓，后者由脑神经、脊神经节、脊神经、自主神经节和自主神经组成。在中枢神经系统，神经元细胞体集中的结构被称为灰质；不含神经元细胞体，只有神经纤维的结构被称为白质。由于大脑和小脑的灰质在表面，故称之为皮质。白质位于皮质深面，也被称为髓质。在大、小脑的白质内有灰质的团块，称之为神经核。在周围神经系统，神经元细胞体集中的结构被称为神经节或神经丛。

【目的要求】

1. 熟悉大脑皮质、小脑皮质和脊髓的组织结构。
2. 了解神经节和血－脑屏障的结构特点。

【实验内容】

（一）光镜观察

1. 大脑（cerebrum）

观察标本：大脑切片（HE 染色）。

肉眼观察：大脑表面较多凹沟未着色，周缘脑回的浅层着色较深者是皮质，深面着色较浅者是白质。

低倍镜和高倍镜观察：

（1）皮质：在大脑皮质表面有由薄层结缔组织组成、内含小血管的软脑膜。移动切片，可见皮质细胞多，有大小不一、形态多样的神经细胞和神经胶质细胞。位于皮质深层的白质，细胞少，有大量染成红色的神经纤维。重点观察皮质，由浅入深可分为 6 层，各层厚薄不一，相互移行，无明显分界。先找出细胞较小、细胞多而密集排列的第 2、4 层，再向内、外分辨其他各层。

① 分子层：着色最浅，细胞核少且小，主要是水平细胞和星形细胞。

② 外颗粒层：细胞核小，密集排列，主要由星形细胞和少量小型锥体细胞构成。

③ 外锥体细胞层：较厚，由许多中、小型锥体细胞和星形细胞组成。

④ 内颗粒层：细胞核小，排列紧密，以星形细胞为主。

⑤内锥体细胞层：以中、大型锥体细胞为主，其细胞核较大。在中央前回运动区，此层有巨大锥体细胞(称 Betz 细胞)。

⑥多形细胞层：细胞核较多，以梭形细胞为主，还有锥体细胞和颗粒细胞。

(2) 白质：主要是有髓神经纤维和散在的神经胶质细胞，无神经细胞。

2. 小脑(cerebellum)

观察标本：小脑切片(HE 染色)。

肉眼观察：小脑切片表面凹凸不平，形成许多小脑叶，形似树枝状，树枝中轴染成红色者为小脑白质，包绕白质染成深红色的部分为小脑皮质。

低倍镜和高倍镜观察：小脑表面为薄层结缔组织构成的软脑膜，其深面为小脑皮质和白质。

(1) 皮质：由浅入深分为三层：

① 分子层：位于表面，较厚，染成红色，细胞少，排列疏松，以无髓神经纤维为主。

② 薄肯野细胞层：由一层体积大、细胞体呈梨形的神经元构成，细胞核大而圆，细胞质丰富并染成浅红色，容易被辨认。

③ 颗粒层：厚薄不均，由大量细胞密集排列在一起，细胞小，细胞质少，细胞核相对大而明显。

(2) 白质：位于皮质深面，染成浅红色，可见神经胶质细胞的细胞核及神经纤维。

3. 脊髓(spinal cord)

观察标本：脊髓横切片(HE 染色)。

肉眼观察：切片中央染色深的"H"形区域为脊髓灰质，是神经元细胞体的聚集处；周围染色浅者为白质，是神经纤维集中的部位。

低倍镜和高倍镜观察：可见脊髓周围均被以结缔组织被膜，在脊髓的中央可见一管腔(中央管)，管壁衬以一层室管膜上皮细胞，在管的前侧可见一纵行裂隙(前正中裂)，后侧为后正中隔，两者将脊髓分为左右对称的两半。脊髓的周边为浅染的白质，中央是呈蝶形而深染的灰质，两侧灰质在中央相连处被称为中央灰质。

(1) 灰质：居脊髓中央，呈蝶形，左右对称，每侧灰质可分为前角、后角和侧角(胸腰段)。前角粗短，居腹侧，其内主要含大小不等的多极神经元细胞体；后角细长，居背侧，神经元细胞体较小；侧角居前、后角之间，呈三角形，突向白质，其内的神经元呈中等大小。在灰质内神经元之间还可见较多的神经胶质细胞。

(2) 白质：位于脊髓的周边，着色浅，主要为有髓神经纤维的横切面。

4. 感觉神经节(sensory ganglion)

观察标本：脊神经节切片(HE 染色)。

肉眼观察：切片呈红色条状。

低倍镜和高倍镜观察：脊神经节表面有结缔组织被膜，节内见呈束状排列的有髓神经纤维将感觉神经元及其周围的神经节胶质细胞分隔成群。

(1) 感觉神经节细胞：为假单极神经元，细胞体呈球形，大小不等；细胞核呈球形空泡状，居细胞中央，核膜明显、核仁清楚；核周部含有大量染成紫蓝色的细小颗粒，即尼氏体；胞突仅一条，常被切断而不易见到。

（2）神经节胶质细胞：为扁平状的小细胞，单层排列于感觉神经节细胞的细胞体的周围，又称之为卫星细胞；细胞核小，呈圆形或卵圆形，着色深；细胞质少且呈红色线状。

5. 交感神经节（sympathetic ganglion）

观察标本：交感神经节切片（硝酸银染色）。

肉眼观察：切片呈棕黄色。

低倍镜和高倍镜观察：交感神经节为多极神经元，散在分布于神经纤维之间，细胞体较小，细胞核呈圆形或椭圆形，常为偏心位，着色浅，核仁明显；在细胞质中可见棕黑色线状的神经原纤维交织成网。

（二）电镜结构

观察大脑皮质大锥体细胞、小脑蒲肯野细胞、血－脑屏障。

【练习】

（一）选择题（选择一个最佳答案）

1. 形成中枢神经系统有髓神经纤维髓鞘的细胞是_____。
   ① 星形胶质细胞　　　　　　② 施万细胞
   ③ 小胶质细胞　　　　　　　④ 少突胶质细胞
2. 形成小脑皮质传出纤维的细胞是_____。
   ① 蒲肯野细胞　　　　　　　② 颗粒细胞
   ③ 篮状细胞　　　　　　　　④ 高尔基细胞
3. 脊髓躯体运动神经元释放的神经递质是_____。
   ① 去甲肾上腺素　　　　　　② 多巴胺
   ③ 乙酰胆碱　　　　　　　　④ γ－氨基丁酸
4. 大脑皮质中体积最大的细胞是_____。
   ① 梭形细胞　　　　　　　　② 篮状细胞
   ③ 颗粒细胞　　　　　　　　④ 大锥体细胞
5. 构成小脑皮质内平行纤维的是_____。
   ① 苔藓纤维的分支　　　　　② 篮状细胞轴突的分支
   ③ 颗粒细胞轴突的分支　　　④ 攀缘纤维的分支
6. 参与构成血－脑屏障的神经胶质细胞是_____。
   ① 室管膜细胞　　　　　　　② 小胶质细胞
   ③ 少突胶质细胞　　　　　　④ 星形胶质细胞

7. 除哪项外，均参与小脑小球的组成？_____
  ① 苔藓纤维   ② 颗粒细胞的树突
  ③ 高尔基细胞的轴突和近段树突   ④ 蒲肯野细胞轴突

8. 在大脑皮质内，神经元的轴突组成投射纤维或联合纤维的细胞是_____。
  ① 锥体细胞   ② 水平细胞
  ③ 篮状细胞   ④ 星形细胞

9. 在下列关于脊髓灰质内的神经元的叙述中，正确的是_____。
  ① 前角内多数是感觉神经元
  ② 侧角内是内脏运动神经元
  ③ 后角的神经元主要为运动神经元
  ④ 只有部分运动神经元是胆碱能神经元

10. 在下列关于大脑皮质的描述中，正确的是_____。
  ① 一般可分为 6 层
  ② 第 1~4 层主要接受传入的信息
  ③ 投射纤维主要来自第 5、6 层的神经元
  ④ 第 1 层(分子层)内无神经元

（二）名词解释

1. 小脑小球   2. 血－脑屏障

（三）问答题

1. 叙述大、小脑皮质的组织结构。
2. 通过光镜观察如何鉴别脊神经节和交感神经节？
3. 在脊髓切片上，如何识别星形胶质细胞、少突胶质细胞和小胶质细胞？
4. 简述脊髓灰质的组织结构。

（四）识图

下图为血－脑屏障的超微结构模式图。请在图中标出以下结构：星形胶质细胞脚板、连续性毛细血管的内皮细胞、紧密连接、基膜。

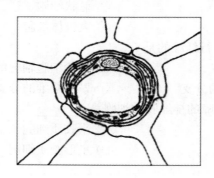

（选择题参考答案：1. ④　　2. ①　　3. ③　　4. ④　　5. ③　　6. ④　　7. ④　　8. ①　　9. ②　　10. ④）

【英语单词表】

nervous system ['nɜːvəs 'sɪstəm]	神经系统
gray matter [greɪ 'mætə]	灰质
white matter [(h)waɪt 'mætə]	白质
cortex ['kɔːteks]	皮质
medlla [me'dʌlə]	髓质
ganglion cell ['gæglɪən sel]	节细胞
blood-brain barrier [blʌd breɪn 'bærɪə]	血—脑屏障
pyramidal cell [pɪ'ræmɪdl sel]	锥体细胞
cerebellar glomerulus [ˌserə'belə gləʊ'merjʊləs]	小脑小球

（丁　艳）

第十章 眼和耳

Eye and Ear

眼是视觉器官，主要由眼球构成，还有眼睑、眼外肌和泪器等附属器官。眼球近似球体，由眼球壁和眼内容物组成。耳由外耳、中耳和内耳三部分组成。外耳和中耳传导声波，内耳为位觉感受器和听觉感受器所在部位。

【目的要求】

1. 掌握角膜和视网膜的结构。
2. 了解巩膜、血管膜和晶状体的光镜结构。
3. 了解螺旋器的光镜结构。

【实验内容】

（一）光镜观察

眼球（eye ball）

观察标本：眼球切片（HE 染色）（彩图 10-1）。

肉眼观察：标本呈球形，周缘染色深者是眼球壁。眼球壁最外一层染成红色的为纤维膜，其前 1/6 略突者是角膜，后 5/6 为巩膜。在角膜的后方可见红色椭圆形结构，即晶状体。覆盖晶状体前方的两条棕色条状物即虹膜。虹膜根部连接于三角形的睫状体。睫状体之后续连于脉络膜，它们与虹膜共同组成血管膜。脉络膜内面的紫色薄膜是视网膜。晶状体后无色透明的结构是玻璃体。

低倍镜和高倍镜观察：区分眼球壁各部组成分。眼球壁由外向内分为纤维膜、血管膜和视网膜三层。

1. 纤维膜：位于最外层，染成红色。前 1/6 为角膜，后 5/6 为致密结缔组织构成的巩膜，两者间过渡区域为角膜缘。

角膜自前向后分为 5 层：

（1）角膜上皮：为未角化的复层扁平上皮，数层细胞排列整齐，不含色素，上皮基部平坦。

（2）前界层：为无细胞的均质粉红色薄膜。

（3）角膜基质：最厚，由大量与表面平行排列的胶原纤维及其间的基质、少量扁平的成纤维细胞构成。角膜基质内不含血管。

（4）后界层：染色浅，为透明的均质膜，较前界层薄。

（5）角膜内皮：系单层扁平上皮。

2. 血管膜：位于纤维膜内面，染成棕黑色，为富含血管和色素细胞的疏松结缔组织。血管膜由前向后分为三部分：

（1）虹膜：位于角膜与晶状体之间，为棕黑色环状薄膜，中央有一孔即瞳孔。虹膜与角膜之间的间隙被称为前房，虹膜与玻璃体之间的间隙被称为后房，前、后房借瞳孔相通。虹膜从前向后由前缘层、虹膜基质和虹膜上皮三部分组成。在虹膜前表面，成纤维细胞和色素细胞形成不连续的前缘层。虹膜基质为含有大量色素细胞与血管的疏松结缔组织，虹膜上皮由两层细胞组成。前层已特化为肌上皮细胞，其中近瞳孔缘的环行肌被称为瞳孔括约肌；在括约肌外侧呈放射状排列的肌被称为瞳孔开大肌。后层为立方形的色素细胞。

（2）睫状体：切面呈三角形，底向前，尖向后，分为三层。外层由纵行、放射状和环行平滑肌排列而成，被称为睫状肌。中层为基质，是富含血管和色素细胞的结缔组织。睫状体的内表面覆盖着两层上皮细胞，外层为立方形的色素细胞，内层为立方形或矮柱状的非色素细胞。睫状体与晶状体之间有细长的纤维相连，此纤维被称为睫状小带。

（3）脉络膜：是血管膜的后 2/3 部分，为富含色素细胞和血管的疏松结缔组织薄膜。脉络膜的最内层被称为玻璃膜，是由纤维和基质组成的薄层均质透明膜。

3. 视网膜（彩图 10-2）：位于血管膜内面，重点观察脉络膜内面的视部。视网膜视部（即通常所指的视网膜）主要由四层细胞组成，由外向内依次为色素上皮层、视细胞层、双极细胞层和节细胞层。主要观察四个核层。

（1）色素上皮层：视网膜最外一层低立方形色素上皮细胞，紧贴脉络膜的深面。

（2）外核层：为视杆细胞和视锥细胞的细胞体所在。通过显微镜观察时，可见密集的染成紫蓝色的细胞核，其外侧可见许多粉红色的杆状或锥状突起，它们分别是视杆细胞和视锥细胞的外突。

（3）内核层：主要由双极细胞的细胞体组成，还有水平细胞、无长突细胞及网间细胞三种中间神经元。

（4）节细胞层：由数目较少、体积较大的多极神经元（即节细胞）的细胞体构成，大多数为单层排列。

（二）示教

1. 黄斑和中央凹

视网膜（HE 染色）照片

在视网膜的后极有一浅黄色椭圆形区域被称为黄斑，其中央的浅凹是中央凹。

2. 视神经乳头

视网膜（HE 染色）照片

视神经乳头是位于黄斑鼻侧的圆盘状区域，呈乳头状隆起，中央稍凹陷。

3. 螺旋器(spiral organ)

内耳(HE 染色)照片

螺旋器位于膜蜗管基底膜上，由支持细胞和毛细胞组成，是听觉感受器。毛细胞是感觉性上皮细胞，其游离面有粗而长的微绒毛。支持细胞包括柱细胞和指细胞，它们对毛细胞起支持作用。

4. 位觉斑

内耳(HE 染色)照片

味觉斑由椭圆囊或球囊的结缔组织与上皮突向囊内形成，上皮细胞主要为支持细胞和毛细胞。毛细胞居浅面，细胞核着色浅，在游离端可见毛细胞的毛，表面覆盖有紫蓝色颗粒，称之为位砂膜。支持细胞体位于深层。

5. 壶腹嵴

内耳(HE 染色)照片

壶腹嵴是由膜半规管壶腹部的结缔组织与上皮向腔内形成的山嵴样突起，上皮细胞主要为支持细胞和毛细胞。毛细胞的动纤毛和静纤毛伸入壶腹帽内，壶腹帽由糖蛋白形成。

（三）电镜结构

观察视杆细胞、视锥细胞。

【练习】

（一）选择题(选择一个最佳答案)

1. 角膜上皮感觉敏锐，其主要原因是 _____。
   ① 上皮内有感觉细胞　　② 上皮内有丰富的触觉小体
   ③ 上皮内有丰富的游离神经末梢　　④ 上皮下有丰富的环层小体
2. 视网膜色素上皮细胞的功能是 _____。
   ① 合成视色素　　② 合成视紫红质
   ③ 把视觉信号传给视细胞　　④ 吞噬视细胞脱落的视盘
3. 视网膜中央凹处有 _____。
   ① 色素上皮和视锥细胞　　② 视锥细胞和双极细胞
   ③ 视杆细胞和视锥细胞　　④ 视杆细胞和双极细胞
4. 关于听觉和位觉感受器的描述中，除哪项外均是正确的？ _____
   ① 均有毛细胞　　② 表面均有胶状物覆盖
   ③ 均有感觉神经元　　④ 均有支持细胞

5. 视细胞的膜盘由_____。
　　① 滑面内质网排列而成　　　　　② 粗面内质网排列而成
　　③ 高尔基复合体分化形成　　　　④ 细胞膜内陷形成

6. 不属于视网膜的神经胶质细胞是_____。
　　① 放射状胶质细胞　　　　　　　② 星形胶质细胞
　　③ 室管膜细胞　　　　　　　　　④ 小胶质细胞

7. 在下列关于视杆细胞的描述中，错误的是_____。
　　① 膜盘不脱落　　　　　　　　　② 感受弱光
　　③ 含感光物质视紫红质　　　　　④ 膜盘独立，与质膜不连续

8. 在螺旋器毛细胞的描述中，正确的是_____。
　　① 表面有许多静纤毛　　　　　　② 基底面有耳蜗神经末梢
　　③ 坐落于指细胞上　　　　　　　④ 以上答案都对

9. 不属于眼屈光系统的是_____。
　　① 角膜　　　　　　　　　　　　② 虹膜
　　③ 晶状体　　　　　　　　　　　④ 玻璃体

（二）名词解释

1. 视盘　　　　　　　　　　　　　2. 黄斑
3. 螺旋器　　　　　　　　　　　　4. 壶腹嵴
5. 视杆细胞　　　　　　　　　　　6. 视锥细胞

（三）问答题

1. 试述视网膜的组织结构及其三组神经元的相互关系。
2. 比较视杆细胞和视锥细胞的异同。

（选择题参考答案：1. ③　　2. ④　　3. ①　　4. ③　　5. ④　　6. ③　
7. ①　　8. ④　　9. ②）

【英文单词表】

cornea ['kɔːnɪə]　　　　　　　　　　　　　　　　角膜

sclera ['sklɪərə]　　　　　　　　　　　　　　　　巩膜

lens [lenz]　　　　　　　　　　　　　　　　　　晶状体

iris ['aɪərɪs]　　　　　　　　　　　　　　　　　虹膜

ciliary body ['sɪlɪərɪ 'bɒdɪ]　　　　　　　　　　　睫状体

choroid ['kɔːrɔɪd]　　　　　　　　　　　　　　脉络膜

retina ['retɪnə]　　　　　　　　　　　　　　　　视网膜

pigment epithelial cell ['pɪgmənt ˌepɪ'θiːljəl sel]　　色素上皮细胞

rod cell [rɒd sel]　　　　　　　　　　　　　　　视杆细胞

cone cell ［kəʊn sel］   视锥细胞

ganglion cell ［ˈɡæɡlɪən sel］   节细胞

macula lutea ［ˈmækjʊlə ˈluːtɪə］   黄斑

central fovea ［senˈtrɑːl ˈfəʊvɪə］   中央凹

papilla of optic nerve ［pəˈpɪlə ɒv ˈɒptɪk nɜːv］   视神经乳头

spiral organ ［ˈspaɪərəl ˈɔːɡən］   螺旋器

macula acusticus ［ˈmækjʊlə əˈkuːstɪkəs］   位觉斑

macula utriculus ［ˈmækjʊlə juːˈtrikjuləs］   椭圆囊斑

macula sacculus ［ˈmækjʊlə ˈsækjuːləs］   球囊斑

crista ampullaris ［ˈkrɪstə æmpjuːˈləris］   壶腹嵴

（章　为）

第十一章　循环系统

Circulatory System

循环系统是连续而封闭的管道系统，包括心血管系统和淋巴管系统两部分。心血管系统由心脏、动脉、毛细血管和静脉组成。淋巴管系统由毛细淋巴管及大小不等的淋巴管和淋巴导管组成。循环系统各组成部分因分布不同，其结构和功能各有其特点。

【目的要求】

1. 掌握心脏，大、中、小动脉及毛细血管的光镜结构。
2. 掌握三类毛细血管的电镜结构特点。
3. 了解静脉和淋巴管的光镜结构特点。

【实验内容】

（一）光镜观察

1. 中动脉（medium-sized artery）、中静脉（medium-sized vein）

观察标本：中动脉、中静脉横切片（HE 染色）（彩图 11－1）。

肉眼观察：标本上可见两个较大的血管横切面，其中壁厚、腔小而规则者为中动脉；壁薄、腔大而不规则者为中静脉。

（1）中动脉。

低倍镜观察：管壁由内向外分为内膜、中膜和外膜三层。

① 内膜：薄，可见一层亮红色波纹状结构（内弹性膜），与中膜分界明显。

② 中膜：最厚，主要由数十层环行平滑肌细胞组成。

③ 外膜：厚度与中膜相近，与中膜交界处有比较明显的外弹性膜。外膜为结缔组织，内有营养血管及神经束的切面。

高倍镜观察：

① 内膜：内皮系单层扁平上皮，细胞分界不清，细胞核呈扁圆形且突向管腔。内皮下层位于内皮下方，很薄，常不易分清。内弹性膜为内膜最外一层，呈亮红色波纹状，清晰可见。

② 中膜：主要由 10～40 层环行平滑肌细胞构成，其间有染成亮红色的弹性纤维和

染成粉红色的胶原纤维，无成纤维细胞。

③ 外膜：为结缔组织，与中膜交界处有断续的外弹性膜，不如内弹性膜完整。

（2）中静脉。

低倍镜和高倍镜观察：中静脉管壁薄，由内向外分为内膜、中膜和外膜三层。

① 内膜：薄，有内皮和不明显的内弹性膜、内皮下层不明显。

② 中膜：薄，主要由分布稀疏的环行平滑肌细胞组成，其间有少量结缔组织。

③ 外膜：较中膜厚，由结缔组织组成，有的可有纵行平滑肌束，无外弹性膜。

2. 小动脉（small artery）、小静脉（small vein）、毛细血管（capillary）和小淋巴管（small lymphatil vessel）（彩图 11－2）

观察标本：膀胱切片（HE 染色）。

肉眼观察：切片呈红色管状。

低倍镜观察：在膀胱壁的结缔组织中，有伴行的小动脉、小静脉和小淋巴管。

（1）小动脉：管壁较厚，管腔小而规则，有时内有血细胞。

（2）小静脉：管壁较薄，管腔不规则且较大，常见血细胞。若红细胞溶解破坏，则可见粉红色的血红蛋白液体。

（3）小淋巴管：与伴行的小动脉、小静脉相比，管壁最薄，管腔较大且极不规则，腔内常有染成浅粉红色的淋巴，无血细胞。

高倍镜观察：

（1）小动脉：管壁可分为内膜、中膜和外膜三层，内膜由内皮和不明显的内弹性膜组成；中膜主要由几层环行平滑肌细胞组成；外膜与中膜约等厚，为结缔组织，与周围结缔组织无明显分界，无外弹性膜。

（2）小静脉：由内皮、1 或 2 层环行平滑肌细胞和薄层结缔组织组成。

（3）毛细血管：管径最小，管壁最薄，由 1～3 个内皮细胞围成，纵切的管腔内常见单行排列的红细胞。

（4）小淋巴管：由内皮、一层不连续平滑肌细胞（或无平滑肌细胞）和少许结缔组织组成。

3. 大动脉（large artery）（彩图 11－3）

观察标本：大动脉横切片（HE 染色）。

肉眼观察：切片呈红色管状或条索状，管壁厚。

低倍镜观察：与 HE 染色的中动脉对比观察大动脉，其管壁可分为内膜、中膜和外膜三层。

（1）内膜：薄，但较中动脉内膜厚，内皮下层较厚，由于内弹性膜与中膜的弹性膜相连，故内膜与中膜分界不清。

（2）中膜：最厚，主要由几十层染成亮红色的波纹状的弹性膜组成，弹性膜间有环行平滑肌细胞和少量纤维成分。

（3）外膜：较中膜薄，为结缔组织，无明显外弹性膜，其内可见营养血管和神经束切面。

高倍镜观察：

（1）内膜：内皮下有较厚的内皮下层，内弹性膜紧挨中膜。

（2）中膜：弹性膜发达，呈亮红色波纹状，其间有少量的环行平滑肌纤维、胶原纤维和弹性纤维，无成纤维细胞。

（3）外膜：为结缔组织，外弹性膜不明显。

4．大静脉(large vein)

观察标本：大静脉切片(HE 染色)。

肉眼观察：切片呈红色管状。管壁较薄，管腔不规则。

低倍镜和高倍镜观察：大静脉管壁分为内膜、中膜和外膜三层。

（1）内膜：薄，有内皮和少许内皮下层，无内弹性膜。

（2）中膜：薄，主要由几层环行平滑肌细胞组成。

（3）外膜：较厚，为结缔组织，其内常有较多的纵行平滑肌束。

5．心脏(heart)（彩图 11-4、11-5）

观察标本：心脏切片(HE 染色)。

肉眼观察：标本呈条状。心内膜侧不整齐，心外膜侧浅染，常见脂肪组织。

低倍镜和高倍镜观察：心壁由内向外分为心内膜、心肌膜和心外膜三层。

（1）心内膜：

① 内皮：薄。

② 内皮下层：由结缔组织组成，有少许平滑肌细胞。

③ 心内膜下层：靠近心肌膜，由结缔组织组成，有血管、神经和束细胞等分布。

（2）心肌膜：最厚，由心肌组织组成。心肌纤维束呈不同的切面，肌束间有丰富的毛细血管。

（3）心外膜：由结缔组织和表面的间皮组成，可见较多的血管和脂肪细胞。

在心房、心室交界处，心内膜突向心腔形成心瓣膜。心瓣膜由致密结缔组织和表面的内皮组成。此外，尚可见由致密结缔组织构成的心骨骼，其基质因含硫酸软骨素有时呈蓝色。

（二）示教

1．中动脉、中静脉

中动脉、中静脉横切片(Verhoeff 氏铁苏木精染色)照片

血管管壁分为内膜、中膜和外膜三层，其弹性膜和弹性纤维染成黑色。中动脉的内、外弹性膜明显；外膜的弹性纤维多，呈螺旋状或纵向分布。中静脉的内弹性膜不发达；外膜的弹性纤维多，无外弹性膜。

2．大动脉

大动脉横切片(Verhoeff 氏铁苏木精染色)照片

标本呈紫色管状或条索状。弹性膜和弹性纤维均被染成黑色。中膜中有大量较粗的弹性膜和较细的弹性纤维。弹性膜的最内层为内弹性膜，外弹性膜不明显。

3．普肯野纤维(purkinje fiber)

心脏切片(HE 染色)照片

位于心内膜下层中的束细胞较一般心肌细胞短而宽，色浅，中央有 1 或 2 个细胞核，细胞间的闰盘较发达。

4. 房室瓣

心脏纵切片（HE 染色）照片

房室瓣的中央部为致密结缔组织，心内膜基部含有平滑肌细胞及弹性纤维。

（三）电镜结构

1. 连续毛细血管（continuous capillary）

观察内皮细胞、基膜、内皮细胞质膜小泡、内皮细胞连接。

2. 有孔毛细血管（fenestrated capillary）

观察内皮细胞、基膜、内皮细胞孔。

3. 血窦（sinusoid）

观察内皮细胞间隙、血窦腔、细胞核、基膜。

【练习】

（一）选择题（选择一个最佳答案）

1. 中动脉中膜内无_____。
   - ① 平滑肌
   - ② 弹性纤维
   - ③ 胶原纤维
   - ④ 成纤维细胞

2. 血管内皮细胞细胞质中的吞饮小泡的主要作用是_____。
   - ① 储存细胞质
   - ② 传递信息
   - ③ 物质转换
   - ④ 分泌产物

3. 与大动脉功能密切相关的主要结构是_____。
   - ① 平滑肌
   - ② 内弹性膜
   - ③ 外弹性膜
   - ④ 中膜内的弹性膜

4. 在下列关于心肌膜的描述中，错误的是_____。
   - ① 心房肌薄，心室肌厚
   - ② 心房肌和心室肌间存在心骨骼
   - ③ 心房肌细胞内有心房颗粒
   - ④ 心房肌和心室肌直接相连

5. 在下列关于静脉特点的描述中，错误的是_____。
   - ① 静脉壁平滑肌没有动脉丰富
   - ② 三层分界很清楚
   - ③ 壁薄且常呈塌陷状，管腔不规则
   - ④ 外膜一般较中膜厚

6. 在下列器官中，不存在血窦的是_____。
   - ① 脾
   - ② 肝
   - ③ 肌组织
   - ④ 骨髓

7. 在下列关于毛细血管特征的描述中，正确的是_____。
   ① 由 1～3 个内皮细胞和基膜组成　　② 周围有几层平滑肌细胞
   ③ 在心肌细胞间较稀疏　　　　　　　④ 软骨组织中较稀疏
8. 在下列关于连续毛细血管特征的描述中，正确的是_____。
   ① 细胞上面有孔　　　　　　　　　　② 紧密连接封闭了细胞间隙
   ③ 基膜不完整　　　　　　　　　　　④ 通透性大
9. 在下列关于心脏壁的描述中，不正确的是_____。
   ① 内皮下层内有束细胞　　　　　　　② 心房肌能产生心房钠尿肽
   ③ 心外膜常见脂肪细胞　　　　　　　④ 内皮下层内有平滑肌细胞
10. 在下列关于动脉的描述中，不正确的是_____。
    ① 动脉壁变化以外膜变化最大　　　　② 大动脉的弹性使血流连续
    ③ 中动脉调节各器官的血流量　　　　④ 外膜内有营养血管

（二）名词解释

1. 肌性动脉　　　　　　　　　　　　2. 血窦
3. 弹性动脉　　　　　　　　　　　　4. 微循环

（三）问答题

1. 比较中动脉与大动脉的光镜结构。
2. 通过光镜观察，如何辨认小动脉、小静脉、毛细血管和小淋巴管？
3. 通过电镜观察，可将毛细血管分成哪几类？各有何特点？
4. 试述心脏的光镜结构特点。

（四）识图

下图为中动脉在低倍镜下横切面的结构草图，请你在图上注明下列结构：内膜、中膜、外膜、内皮、内皮下层、内弹性膜、平滑肌、外弹性膜。

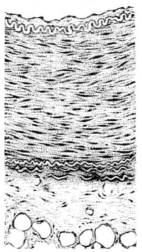

（选择题参考答案：1. ④　　2. ③　　3. ④　　4. ④　　5. ②　　6. ③
7. ①　　8. ②　　9. ①　　10. ①）

【英语单词表】

circulatory system ['sɜːkjələtɔːrɪ 'sɪstəm]		循环系统
tunica intima ['tjuːnɪkə 'ɪntɪmə]		内膜
tunica media ['tjuːnɪkə 'miːdjə]		中膜
tunica adventitia ['tjuːnɪkə ˌædven'tɪʃɪə]		外膜
internal elastic membrane [ɪn'tɜːnl ɪ'læstɪk 'membreɪn]		内弹性膜
external elastic membrane [eks'tɜːnl ɪ'læstɪk 'membreɪn]		外弹性膜
elastic artery [ɪ'læstɪk 'ɑːtərɪ]		弹性动脉
muscular artery ['mʌskjʊlə 'ɑːtərɪ]		肌性动脉
capillary [kə'pɪlərɪ]		毛细血管
sinusoid ['saɪnəˌsɔɪd]		血窦
small vein [smɔːl veɪn]		小静脉
microcirculation ['maikrəsəːkjuleiʃən]		微循环
endocardium [ˌendəʊ'kɑːdɪəm]		心内膜
myocardium [ˌmaɪəʊ'kɑːdɪəm]		心肌膜
epicardium [ˌepɪ'kɑːdɪəm]		心外膜
lymphatic vessel [lɪm'fætɪk 'vesl]		淋巴管

（丁　艳）

第十二章 皮 肤

Skin

皮肤是人体面积最大的器官，由表皮和真皮组成，借皮下组织与深部组织相连。皮肤有毛、指（趾）甲、皮脂腺和汗腺等附属器。皮肤直接与外界环境接触，对人体有重要的保护作用。皮肤内有丰富的感觉神经末梢，能感受外界的多种刺激。

【目的要求】

1. 掌握表皮和真皮的结构。
2. 了解汗腺、皮脂腺和毛的结构特点。

【实验内容】

光镜观察

1. 厚皮（彩图 12-1）

观察标本：足底皮(HE 染色)。

肉眼观察：标本呈红色条状，染成紫红色的一侧是表皮，其深面染成粉红色者为真皮，真皮下方着色较浅的是皮下组织。

低倍镜和高倍镜观察：表皮为角化的复层扁平上皮，与真皮交界处起伏不平。

（1）表皮：较厚，由深至浅分为基底层、棘层、颗粒层、透明层和角质层五层。

①基底层：是一层紧贴基膜的立方形或矮柱状细胞，与真皮相接。基底层细胞排列比较整齐，细胞质嗜碱性强。

②棘层：位于基底层上方，一般有 4～10 层多边形细胞。此层细胞由基底层细胞分化而来，当从深面向浅面推移时，细胞逐渐变大并呈多边形，细胞质丰富。

③颗粒层：位于棘层上方，由 3～5 层梭形细胞组成。颗粒细胞中可见许多强嗜碱性的透明角质颗粒。

④透明层：位于颗粒层的上方，有 2～3 层扁平的细胞，细胞分界不明显，细胞核消失，细胞质染成粉红色且较透明，故此层呈嗜酸性，折光度高。

⑤角质层：位于表皮浅层，较厚，由多层扁平的角质细胞组成。角质细胞呈均质嗜酸性，细胞轮廓不清楚，无细胞核和细胞器，细胞质中充满角蛋白。

（2）真皮：位于表皮深面，由结缔组织构成，与深部皮下组织相连。真皮分为乳头层和网织层。

① 乳头层：为薄层疏松结缔组织，借基膜与表皮相邻。向表皮突入形成许多乳头状突起，称之为真皮乳头。真皮乳头内有丰富的毛细血管和游离神经末梢，在手指掌侧的真皮乳头内有较多触觉小体。

② 网织层：位于乳头层深面，较厚，是真皮的主要组成分。网织层由不规则致密结缔组织构成，粗大的胶原纤维束交织成网，并有许多弹性纤维。此层内可见环层小体、神经纤维束、汗腺等。

2. 皮肤附属器

观察标本：头皮切片（HE 染色）（彩图 12-2）。

肉眼观察：标本呈长条形，染成紫蓝色一侧为表皮，其深面是真皮和皮下组织。

低倍镜和高倍镜观察：头皮为薄皮，与厚皮比较观察各层结构，并观察皮肤的附属器。

（1）毛：染成棕黄色或棕黑色的毛分为露出皮肤的毛干、埋在皮肤内的毛根以及毛球三部分。包在毛根外的管鞘状囊是毛囊。毛根和毛囊的基部合并膨大而呈球状，称之为毛球。毛球底部内凹，容纳富含神经末梢和血管的结缔组织，称之为毛乳头。毛乳头周围的毛球上皮细胞被称为毛母质细胞。在毛囊与皮肤相交所成的钝角侧，可见一束平滑肌，其一端附于毛囊，另一端连于真皮乳头层，此即立毛肌。

（2）皮脂腺：位于毛囊的一侧，分泌部呈浅粉红色囊泡状细胞团，其周围细胞较小，染色深，中心的细胞较大，细胞质中含大量脂滴，呈空泡状。皮脂腺的导管短小，上皮为复层扁平上皮，与毛囊相通。

（3）汗腺：位于网织层和皮下组织内，为成群的管泡状结构。汗腺的分泌部由单层立方形或锥形细胞构成，细胞质染色浅。汗腺导管的管腔清楚，管壁多为 2 或 3 层立方上皮，染色较深。

【练习】

（一）选择题（选择一个最佳答案）

1. 在下列结构中，属于皮肤附属器的是＿＿＿＿＿＿。
   ① 毛　　　　　　　　　　　② 皮脂腺
   ③ 汗腺　　　　　　　　　　④ 上述都是
2. 在下列关于表皮棘层特征的描述中，错误的是＿＿＿＿＿＿。
   ① 细胞体积大，呈多边形　　② 细胞质呈弱嗜碱性
   ③ 细胞质内含透明角质颗粒　④ 相邻细胞的突起以桥粒相连
3. 在下列关于基底层细胞的描述中，不正确的是＿＿＿＿＿＿。
   ① 细胞质内含板层颗粒　　　② 是表皮的干细胞
   ③ 细胞质内有张力丝　　　　④ 细胞质内有黑素颗粒

4. 角质形成细胞内的黑素颗粒来源于_____。
   ① 基底层细胞　　　　　　　② 郎格汉斯细胞
   ③ 棘细胞　　　　　　　　　④ 黑素细胞
5. 触觉小体位于_____。
   ① 真皮网织层　　　　　　　② 表皮内
   ③ 皮下组织内　　　　　　　④ 真皮乳头层内
6. 在下列关于表皮角质层的描述中，不正确的是_____。
   ① 细胞已经完全角化　　　　② 光镜下为嗜酸性的均质状
   ③ 仍可见细胞核　　　　　　④ 细胞间桥粒消失
7. 在下列关于毛结构的描述中，不正确的是_____。
   ① 分为毛干、毛根和毛球三部分　② 毛球的上皮细胞为干细胞
   ③ 毛囊由结缔组织组成　　　　　④ 毛球基部有散在的黑素细胞

（二）问答题

1. 表皮分几层？各层有何特点？
2. 试述角质层形成的过程。
3. 汗腺、皮脂腺和毛的结构特点是什么？

（三）识图

下图为头皮在低倍镜下的结构草图，请你在图上注明下列结构：表皮、真皮、皮下组织、毛根、毛球、毛囊、立毛肌、皮脂腺、汗腺。

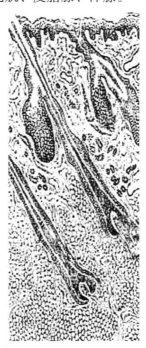

（选择题参考答案：1. ④　　2. ③　　3. ①　　4. ④　　5. ④　　6. ③
7. ③）

【英语单词表】

skin〔skɪn〕	皮肤
epidermis〔ˌepɪˈdɜːmɪs〕	表皮
stratum basale〔ˈstreɪtəm bəˈsælɪ〕	基底层
stratum spinosum〔ˈstreɪtəm sˈpəinəsəm〕	棘细胞层
stratum granulosum〔ˈstreɪtəm ˈɡrænjuləsəm〕	颗粒层
stratum lucidum〔ˈstreɪtəm ˈluːsidəm〕	透明层
stratum corneum〔ˈstreɪtəm ˈkɔːniəm〕	角化层
tonofibril〔ˌtɒnəʊˈfaɪbrəl〕	张力原纤维
melanocyte〔ˈmelənəʊˌsaɪt〕	黑素细胞
dermis〔ˈdɜːmɪs〕	真皮
papillary layer〔pəˈpɪlərɪ ˈleɪə〕	乳头层
reticular layer〔rɪˈtɪkjʊlə ˈleɪə〕	网织层
hair〔heə〕	毛发
hair shaft〔heə ʃɑːft〕	毛干
hair root〔heə ruːt〕	毛根
hair follicle〔heə ˈfɒlɪkl〕	毛囊
hair bulb〔heə bʌlb〕	毛球
hair papilla〔heə pəˈpɪlə〕	毛乳头
sweat gland〔swet ɡlænd〕	汗腺
sebaceous gland〔sɪˈbeɪʃəs ɡlænd〕	皮脂腺

（章　为）

第十三章　免疫系统

Immune System

免疫系统由淋巴器官、淋巴组织、淋巴细胞和免疫活性分子构成。淋巴器官包括中枢淋巴器官(胸腺和骨髓)和周围淋巴器官(淋巴结、脾和扁桃体等)。淋巴组织既是构成周围淋巴器官的主要成分，也广泛分布于消化管和呼吸道等非淋巴器官内。免疫细胞包括淋巴细胞、巨噬细胞、浆细胞、粒细胞和肥大细胞等，它们或聚集于淋巴组织中，或分散在血液、淋巴及其他组织内。免疫活性分子包括免疫球蛋白、补体、多种细胞因子等，主要由免疫细胞产生。以上成分通过血液循环和淋巴循环相互联系，形成一个整体，执行免疫功能。

【目的要求】

1. 掌握淋巴组织的结构特点。
2. 掌握淋巴结和脾脏的光镜结构。
3. 熟悉胸腺的光镜结构特点。
4. 了解腭扁桃体的光镜结构特点。

【实验内容】

(一) 光镜观察

1. 淋巴结(lymph node)(彩图 13-1)

观察标本：淋巴结切片(HE 染色)。

肉眼观察：标本为卵圆形的实质性器官，周围染成深紫蓝色的部分是皮质，中央染色浅的部分是髓质。

低倍镜观察：淋巴结呈卵圆形，表面是染成浅红色的薄层结缔组织构成的被膜，结缔组织伸入淋巴结实质内，在切片上呈不连续的条索，构成实质的支持结构(即小梁)。在被膜内，可见数条小淋巴管穿行，为输入淋巴管。淋巴结的一侧凹陷，有较多的结缔组织，其中可见血管、神经及输出淋巴管出入，此处为淋巴结门。淋巴结的实质分为周围染色深的皮质和中央染色浅的髓质。

(1) 皮质：位于被膜深面，其结构与厚度变化较大，由浅层皮质、副皮质区及皮质淋巴窦构成。

①浅层皮质：邻近被膜，其内可见一团一团的结构，由弥散的淋巴组织及淋巴小结组成。对于典型的淋巴小结，可见小结中心染色浅，为生发中心的明区，其深面靠近髓质的部分为生发中心的暗区。生发中心的顶部及周围有一层密集的小淋巴细胞（即小结帽），以顶部最密。

②副皮质区：又称胸腺依赖区，位于小结深面，为一片弥散的淋巴组织，染成紫红色。

③皮质淋巴窦：位于被膜之下、小梁周围、淋巴小结和胸腺依赖区的周围及其与髓质连接处，呈空网状结构，窦腔内有网状细胞，网眼染色浅。

（2）髓质：位于皮质深面，由髓索及其间的髓窦组成。

①髓索：由密集排列的条索状的淋巴组织构成，粗细不一，形状不规则，呈紫红色条状或块状，相互连接成网。

②髓窦：在髓索之间和髓索与小梁之间，宽阔而迂曲，相连呈网状，网眼染色稍浅，窦腔内有网状细胞，窦壁由扁平的细胞组成。

高倍镜观察：

（1）有明显生发中心的淋巴小结：以扁平的网状细胞为界，与周围的弥散淋巴组织相邻。小结冠近被膜侧，呈新月形，深染，为大量密集的小淋巴细胞。明区位于生发中心的外侧部，浅染，主要是中等大小的较幼稚的淋巴细胞、网状细胞、巨噬细胞。暗区位于生发中心的内侧部，染色略深，主要由大的幼稚淋巴细胞组成。淋巴细胞的细胞核大，呈圆形或卵圆形，染色较淡，核仁明显；细胞质较多，嗜碱性较强；并可见一些细胞呈有丝分裂相。

淋巴小结从暗区至小结冠，系在抗原刺激下，转化的 B 淋巴细胞增殖、分化为 B 记忆细胞和浆细胞前身的处所。

（2）胸腺依赖区：主要为弥散分布的小淋巴细胞，是 T 淋巴细胞在抗原刺激下转化、增殖、分化为 T 记忆细胞和效应性 T 淋巴细胞的处所。

（3）髓索：与髓窦相邻，周围被覆髓窦的内皮。髓索内以小淋巴细胞为主，可见浆细胞、巨噬细胞、小血管等。

（4）淋巴窦：窦壁由扁平内皮细胞衬里，内皮外偶可见一层扁平的网状细胞。窦腔有网状组织作支架，网状细胞呈星形，有突起，彼此连接成网状；网眼中可见有突起的星状内皮细胞，另外偶可见细胞体较大且呈圆形或卵圆形、细胞核较小、细胞质丰富且呈嗜酸性的巨噬细胞和较少的淋巴细胞。

2. 脾脏（spleen）（彩图 13-2）

观察标本：脾脏切片（HE 染色）。

肉眼观察：标本为一实质性器官，大部分染成红紫色（即红髓），其中有分散的紫蓝色小团或索状结构（即白髓）。

低倍镜观察：脾脏的表面有较厚的致密结缔组织被膜，被膜伸入脾脏实质内，形成小梁，内有小梁动脉、小梁静脉。脾脏的实质由散在的紫蓝色的团块和条索（即白髓）及其间染色较浅的红髓组成。

（1）被膜和小梁：被膜的结缔组织较厚。被膜的结缔组织伸入实质形成支架结构（即小梁）。小梁较粗，呈粉红色的条状或块状，有小梁动脉、小梁静脉穿行。

（2）白髓：染成紫蓝色，主要由密集的淋巴组织组成，沿中央动脉及其分支分布，由动脉周围淋巴鞘和脾小体组成。

① 动脉周围淋巴鞘：中央有一小动脉（即中央动脉），淋巴细胞（主要是 T 淋巴细胞）围绕在中央动脉的周围，呈厚层弥散淋巴组织形成的长筒状鞘。由于走向不一，可见各种切面。

② 脾小体：是脾脏内的淋巴小结，常位于动脉周围淋巴鞘的一侧，结构同淋巴结内的淋巴小结，有的可见生发中心。由于存在脾小体，故该处白髓的直径大于单纯淋巴鞘处，中央动脉及其分支处于偏心位置，居脾小体暗区的一侧，小结帽朝向红髓。

③ 边缘区：是白髓周边向红髓移行的区域，淋巴组织较白髓疏松，有中央动脉分支而来的毛细血管开口，是血液中的淋巴细胞进入淋巴组织的重要通道。

（3）红髓：分布于边缘区外侧，染色较浅，含大量红细胞、淋巴细胞、巨噬细胞、浆细胞及其他细胞，由脾索和脾窦组成。

高倍镜观察：

（1）被膜：脾脏的表面有较厚的致密结缔组织被膜，被膜外面可见一层扁平上皮（即间皮）。被膜和小梁的结缔组织内含有较多的弹性纤维和少量的平滑肌纤维，无输入淋巴管。

（2）脾索：为密集排列成不规则的条索状结构，呈紫红色条索状，相互连接成网，其结构特点是淋巴组织中含有很多 B 淋巴细胞和巨噬细胞，另有血液的各种有形成分，能看见红细胞。

（3）脾窦：位于相邻脾索之间，相互连接成网。脾窦的形状和大小视血液的充盈程度而异。脾窦实为许多不规则的、扩大的毛细血管。窦壁的内皮细胞呈长杆状，纵向排列。窦腔内有大量红细胞。

3. 胸腺（thymus）（彩图 13-3）

观察标本：胸腺切片（HE 染色）。

肉眼观察：标本由许多紫色小块构成，每个小块中心染色淡，周围染色深，小块之间染成淡粉红色处是结缔组织隔。

低倍镜和高倍镜观察：标本外周有薄层结缔组织被膜，并且被摸伸入腺实质内，将胸腺分成许多不完全分隔的胸腺小叶。

小叶周边染色深，为皮质。皮质有密集的淋巴细胞和少量的网状细胞组成。在皮质浅部的细胞较大，细胞核也大，染色较浅，染色质清楚，核仁明显，细胞较幼稚。皮质中部细胞中等大小。深部为小淋巴细胞。

小叶深部染色淡，为髓质，皮质不完全包被髓质，相邻小叶的髓质彼此相连续。与皮质比较，髓质的淋巴细胞较小，网状细胞较多且为上皮样网状细胞，形态多样。在髓质内还可见大小不等、染成红色、呈环状排列的圆形结构，即胸腺小体。小体外层细胞的细胞核呈新月形，中心的细胞常退化，结构不清楚。

（二）示教

1. 毛细血管后微静脉（postcapillary veinule）

淋巴结切片（HE 染色）照片

毛细血管后微静脉的内皮细胞呈低立方形，腔内有较多的淋巴细胞，并见内皮细胞间夹着淋巴细胞。

2. 脾窦（splenic sinusoid）

脾脏切片（HE 染色）照片

脾窦腔内有许多红细胞，窦壁的内皮细胞呈立方形（横切）。

3. 腭扁桃体（palatine tonsils）

腭扁桃体切片（HE 染色）照片

腭扁桃体的口腔表面被覆复层扁平上皮，上皮向深面凹陷分支，形成隐窝。在上皮深面的结缔组织中，有密集的淋巴小结和弥散淋巴组织分布。在淋巴组织的深面是结缔组织被膜。被膜外有黏液腺，其导管穿被膜开口于隐窝的底部。

（三）电镜结构

脾血窦（splenic sinusoid）

脾窦：观察杆状内皮细胞的细胞体、巨噬细胞、网状纤维、红细胞。

【练习】

（一）选择题（选择一个最佳答案）

1. 淋巴小结主要含_____。
   ① T 淋巴细胞
   ② 巨噬细胞
   ③ B 淋巴细胞
   ④ 单核细胞

2. 构成脾窦壁的上皮是_____。
   ① 单层扁平上皮
   ② 单层立方上皮
   ③ 单层柱状上皮
   ④ 杆状内皮

3. 产生 T 淋巴细胞的器官是_____。
   ① 淋巴结
   ② 脾脏
   ③ 骨髓
   ④ 胸腺

4. 组成脾脏红髓的结构是_____。
   ① 脾血窦和脾索
   ② 脾小体和脾索
   ③ 脾小体和脾窦
   ④ 脾小体和动脉周围淋巴鞘

5. 构成胸腺小体的细胞是_____。
   ① 上皮性网状细胞
   ② 淋巴细胞
   ③ 胸腺细胞
   ④ 巨噬细胞

6. 脾脏属于淋巴器官，过滤_____。
   ① 淋巴液　　　　　　　　　② 组织液
   ③ 血液　　　　　　　　　　④ 血液及淋巴液
7. 在下列关于功能活跃的淋巴小结的叙述中，错误的是_____。
   ① 生发中心明显，可分为明区和暗区
   ② 小结帽为小淋巴细胞
   ③ 明区内含有较多的网状细胞、巨噬细胞等
   ④ 暗区位于生发中心的内侧份，由中淋巴细胞组成
8. 单核吞噬细胞系统的细胞不包括_____。
   ① 枯否细胞　　　　　　　　② 中性粒细胞
   ③ 破骨细胞　　　　　　　　④ 小胶质细胞
9. 淋巴结的毛细血管后微静脉位于_____。
   ① 淋巴小结内　　　　　　　② 小梁内
   ③ 髓索内　　　　　　　　　④ 胸腺依赖区内
10. 淋巴结内以 B 淋巴细胞为主的结构不包括_____。
   ① 胸腺依赖区　　　　　　　② 淋巴窦
   ③ 淋巴小结明区　　　　　　④ 淋巴小结暗区

（二）名词解释

1. 淋巴小结　　　　　　　　2. 脾小体
3. 副皮质区　　　　　　　　4. 淋巴组织
5. 脾窦　　　　　　　　　　6. 血—胸屏障
7. 淋巴窦　　　　　　　　　8. 动脉周围淋巴鞘
9. 边缘区　　　　　　　　　10. 胸腺小体

（三）问答题

1. 结合功能说明胸腺的结构特点。
2. 联系功能比较脾脏和淋巴结的光镜结构特点。
3. 何谓淋巴组织？它分布在体内哪些地方？
4. 淋巴结的输入淋巴管和输出淋巴管内淋巴液的成分有何不同？为什么？
5. 试述单核吞噬细胞系统的定义、细胞来源、组成和分布。

（四）识图

下图为淋巴小结在高倍镜下的结构草图，请在图上注明下列结构：明区、暗区、生发中心、小结帽。

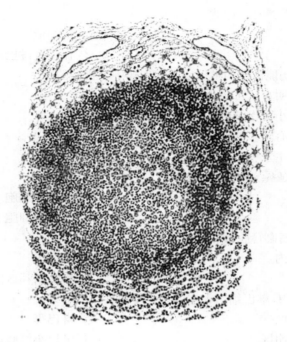

（选择题参考答案：1. ③　　2. ④　　3. ④　　4. ①　5. ①　6. ③　
7. ④　　8. ②　　9. ④　　10. ①）

【英语单词表】

lymphoid tissue ['lɪmfɔɪd 'tɪsjuː]		淋巴组织
thymocyte ['θaɪməˌsaɪt]		胸腺细胞
lymph node [lɪmf nəʊd]		淋巴结
trabecula [trə'bekjʊlə]		小梁
paracortical zone [pærə'kɔːtikə zəʊn]		副皮质区
lymphoid sinus ['lɪmfɔɪd 'saɪnəs]		淋巴窦
medullary cord [me'dʌlərɪ kɔːd]		髓索
spleen [spliːn]		脾脏
white pulp [(h)waɪt pʌlp]		白髓
red pulp [red pʌlp]		红髓
splenic sinusoid ['splenɪk 'saɪnəˌsɔɪd]		脾窦

（郑　翔）

第十四章 内分泌系统

Endocrine System

内分泌系统由内分泌腺和分布于其他器官内的内分泌细胞组成。内分泌细胞的分泌物被称为激素。内分泌腺的结构特点是：腺细胞排列成索状、团状或围成滤泡状，没有排送分泌物的导管，有丰富的毛细血管或毛细淋巴管。

【目的要求】

1. 掌握甲状腺的结构特点。
2. 掌握肾上腺皮质各带的结构特点，熟悉肾上腺髓质的结构特点。
3. 掌握垂体远侧部各种细胞的形态结构特点，熟悉垂体中间部和神经部的结构特点。
4. 了解甲状旁腺的结构特点。

【实验内容】

（一）光镜观察

1. 甲状腺(thyroid gland)（彩图 14-1）

观察标本：甲状腺切片（HE 染色）。

肉眼观察：标本为红色的团块。

低倍镜观察：表面有由薄层结缔组织构成的被膜，腺实质由大量含粉红色均质性胶质的甲状腺滤泡和滤泡之间富含毛细血管的结缔组织组成。

高倍镜观察：

（1）滤泡：大小不等，呈圆形、椭圆形或不规则形，主要由单层的滤泡上皮细胞围成。细胞因功能状态不一而呈低柱、立方或扁平状，细胞质着色浅，细胞核呈圆形。泡腔明显，腔内含粉红色胶状物质，在靠近上皮细胞游离面的胶状物质中有时可见许多小空泡。

（2）滤泡旁细胞：数量少，单个或成群地嵌在滤泡上皮细胞之间或散在于滤泡间的结缔组织中；细胞体较大，形状不规则，呈椭圆形或多边形；细胞核较大，呈圆形，着色浅；细胞质明亮。滤泡间结缔组织富含毛细血管。

2. 肾上腺(adrenal gland)(彩图 14-2)

观察标本：肾上腺切片(HE 染色)。

肉眼观察：标本呈卵圆形或不规则形，中间染色浅的区域为髓质，包绕髓质的染成红色的区域为皮质。

低倍镜观察：表面有结缔组织被膜，实质分为周围的皮质和中央的髓质，由大量腺细胞组成，有少量结缔组织，有丰富的窦状毛细血管。

(1) 皮质：厚，按细胞的排列、细胞质的染色，由浅至深可分为球状带、束状带和网状带。

① 球状带：较薄，位于近被膜处，由较小的柱状或多边形细胞组成，细胞排列成团。细胞核染色深，细胞质呈弱嗜酸性，脂滴少。

② 束状带：最厚，位于球状带和网状带之间，由较大的多边形细胞组成，细胞排列成条索状。细胞核浅染；细胞质染色较浅，富含脂滴，呈泡沫样。

③ 网状带：位于近髓质处，由圆形或柱状细胞组成，细胞索交错连接成网状。细胞质染成红色。

(2) 髓质：位于腺体中央部分，染色浅或带棕黄色。

高倍镜观察：

(1) 球状带：细胞呈圆形或矮柱状；细胞质呈弱嗜酸性；细胞核呈圆形，染色较深。

(2) 束状带：细胞较大，为多边形；浅份细胞的细胞质因脂滴被溶解而呈网状或含大量空泡，染色淡，深份细胞的细胞质呈浅红色；细胞核呈圆形，较大，着色浅。

(3) 网状带：细胞较小，形态及染色与束状带深份细胞相似。

在皮质的细胞团、束之间及网眼内可见到皮质的血窦。

(4) 髓质：有丰富的小静脉及毛细血管。髓质大多数细胞较大，呈多边形，界限不清，排列成团、束或索网状；细胞核较大，呈圆形，染色较浅；细胞质内含有棕黄色的嗜铬颗粒，称之为嗜铬细胞。因死后改变，嗜铬颗粒不清，细胞质呈弥散性染色。

3. 垂体(hypophysis)(彩图 14-3)

观察标本：脑垂体切片(HE 染色)。

肉眼观察：标本大部分染成红色的块状物，为腺垂体的远侧部。染成粉红色的部分为神经垂体的神经部。二者之间的狭窄部分为腺垂体的中间部(有的标本未切到神经部和中间部)。

低倍镜和高倍镜观察：脑垂体表面有结缔组织构成的被膜。

(1) 远侧部：体积较大，腺上皮细胞排列成团、索，偶见滤泡状。腺细胞间有丰富的血窦和少量的结缔组织。根据上皮细胞质染色不同，可将细胞分为嗜碱性细胞、嗜酸性细胞和嫌色细胞。

① 嗜碱性细胞：细胞最大，呈圆形、卵圆形或多边形；细胞核呈圆形；细胞质含大小不等的嗜碱性颗粒，染成蓝色或紫红色。

② 嗜酸性细胞：细胞较大，呈圆形或卵圆形；细胞核呈圆形；细胞质含大小不等的嗜酸性颗粒，染成红色。

③ 嫌色细胞：细胞最小，数量最多，常分界不清；细胞核呈圆形；细胞质染色很淡。

（2）中间部：是位于远侧部和神经部之间的狭窄区域，主要由一些大小不等的滤泡组成。滤泡细胞为单层立方形或柱状，腔内含红色胶状物质。此外，还有嫌色细胞、嗜碱性细胞等，但较前叶细胞小。

（3）神经部：由大量无髓神经纤维、神经胶质细胞、丰富的窦状毛细血管和少量结缔组织组成。

① 无髓神经纤维：细，染成淡红色，是下丘脑视上核和室旁核的分泌神经元的轴突。偶可见染成红色、呈团块状的赫令体，其大小不等，位于无髓神经纤维及其末梢内。

② 神经胶质细胞：有垂体细胞和小胶质细胞等，但只见细胞核呈圆形或椭圆形，细胞质不清，不易区分种类。

（二）示教

1. 甲状旁腺（parathyroid gland）

甲状旁腺切片（HE 染色）照片

标本为实质性器官，呈紫蓝色小块状。标本表面有结缔组织被膜。小叶主要由大量排列成索、团状的腺细胞组成，还有少量结缔组织和丰富的毛细血管。腺细胞有主细胞和嗜酸性细胞两类。

（1）主细胞：数量最多，呈圆形或多边形，细胞核大而圆，细胞质染色淡。

（2）嗜酸性细胞：数量少，细胞较大，单个或成群出现；细胞质有大量嗜酸性颗粒，染成红色；细胞核相对较小，染色深。

2. 滤泡旁细胞（parafollicular cell）

甲状腺切片（镀银染色）照片

滤泡旁细胞位于甲状腺滤泡上皮细胞之间或滤泡之间的结缔组织内。细胞大，细胞质内充满许多粗大的棕黑色嗜银颗粒，细胞核未染色。

（三）电镜结构

观察肾上腺皮质细胞、泡状嵴的线粒体，滑面内质网和脂褐素。

【练习】

（一）选择题（选择一个最佳答案）

1. 腺垂体可分为_____。
    ① 远侧部、结节部和漏斗   ② 前叶和后叶
    ③ 远侧部、中间部和结节部   ④ 远侧部、中间部和神经部

2. 分泌降钙素的细胞是_____。
   ① 滤泡旁细胞　　　　　　　　　② 甲状腺的滤泡上皮细胞
   ③ 甲状旁腺细胞　　　　　　　　④ 胰岛细胞

3. 甲状腺滤泡腔内的胶状物质为_____。
   ① 三碘甲状腺原氨酸　　　　　　② 甲状腺球蛋白
   ③ 碘化甲状腺球蛋白　　　　　　④ 甲状腺激素

4. 肾上腺皮质产生糖皮质激素的细胞是_____。
   ① 球状带细胞　　　　　　　　　② 束状带细胞
   ③ 网状带细胞　　　　　　　　　④ 髓质细胞

5. 腺垂体远侧部的嗜酸性细胞分泌_____。
   ① 生长激素、抗利尿激素　　　　② 催乳素、促甲状腺激素
   ③ 催产素、生长激素　　　　　　④ 生长激素、催乳素

6. 滤泡旁细胞位于_____。
   ① 甲状旁腺嗜酸性细胞之间　　　② 甲状腺滤泡之间或滤泡上皮细胞之间
   ③ 肾上腺皮质内　　　　　　　　④ 甲状腺旁腺主细胞之间

7. 腺垂体远侧部的嗜碱性细胞不分泌_____。
   ① 促肾上腺皮质激素　　　　　　② 促甲状腺激素
   ③ 生长激素　　　　　　　　　　④ 卵泡刺激素和黄体生成素

8. 分泌类固醇激素的细胞没有_____。
   ① 睾丸间质细胞　　　　　　　　② 黄体细胞
   ③ 滤泡旁细胞　　　　　　　　　④ 肾上腺皮质细胞

9. 脑垂体远侧部的嗜酸性细胞分泌_____。
   ① 催产素　　　　　　　　　　　② 抗利尿激素
   ③ 催乳素　　　　　　　　　　　④ 以上全部

10. 胰岛中降低血糖水平的细胞是_____。
    ① A 细胞　　　　　　　　　　　② D 细胞
    ③ B 细胞　　　　　　　　　　　④ PP 细胞

（二）名词解释

1. 靶器官　　　　　　　　　　　2. 旁分泌
3. 嗜铬细胞　　　　　　　　　　4. 垂体门脉系统
5. 赫令体　　　　　　　　　　　6. 神经内分泌
7. 滤泡旁细胞

（三）问答题

1. 试述内分泌腺的共同特点。
2. 举例说明分泌类固醇激素细胞的结构特点。
3. 试述甲状腺滤泡上皮细胞的结构特点及功能。

4. 试述肾上腺皮质束状带的结构和功能。

5. 试述下丘脑是如何调节腺垂体分泌活动的。

6. 简述脑垂体和其他内分泌腺之间的关系。

（四）识图

下图为肾上腺在光镜下的结构草图，请在图上注明下列结构：被膜、球状带、束状带、网状带、血窦、髓质。

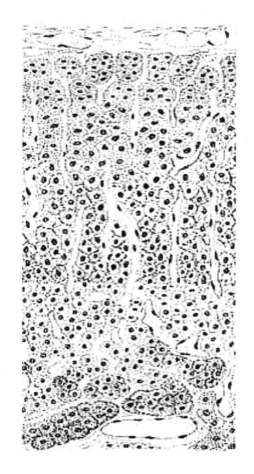

（选择题参考答案：1. ③　　2. ①　　3. ③　　4. ②　　5. ④　　6. ②　　7. ③　　8. ③　　9. ②　　10. ③）

【英语单词表】

hormone ['hɔːməun]　　　　　　　　　　激素

target cell ['tɑːɡɪt sel]　　　　　　　　　靶细胞

follicle ['fɒlɪkl] 滤泡

pituicyte [pɪ'tjuːɪsaɪt] 垂体细胞

parafollicular cell [ːpærəfə'likjulə sel] 滤泡旁细胞

zona glomerulosa ['zəʊnə glɔməru'lɔsə] 球状带

zona fasciculata ['zəʊnə fæsikju'leitə] 束状带

zona reticularis ['zəʊnə ritikju'ləris] 网状带

chromaffin cell [krə'mæfɪn sel] 嗜铬细胞

chromophobe cell ['krəʊməfəʊb sel] 嫌色细胞

（郑　翔）

第十五章　消化管

Digestive Tract

消化管是从口腔至肛门的连续性管道，依次分为口腔、咽、食管、胃、小肠和大肠。消化管壁(除口腔和咽外)由内向外分为黏膜、黏膜下层、肌层及外膜四层。其中黏膜由上皮、固有层和黏膜肌层组成，是消化管各段结构差异最大、功能最重要的部分；黏膜肌层是消化管壁所特有的结构。

【目的要求】

1. 掌握消化管壁的基本结构。
2. 掌握胃底腺的壁细胞、主细胞及小肠上皮细胞的光镜结构和电镜结构特点。
3. 掌握胃、小肠及大肠黏膜的结构特点。
4. 熟悉食管和阑尾的结构特点。
5. 熟悉消化管内分泌细胞的光镜结构和电镜结构特点。

【实验内容】

(一) 光镜观察

1. 食管(esophagus)(彩图 15—1)

观察标本：食管横切片(HE 染色)。

肉眼观察：管腔呈不规则形，管壁由内向外依次为染成紫红色的黏膜、浅红色的黏膜下层、红色的肌层和浅红色的外膜。黏膜和黏膜下层突向管腔形成皱襞。

低倍镜和高倍镜观察：

(1) 黏膜：由内向外分为上皮、固有层和黏膜肌层三层。

① 上皮：为未角化的复层扁平上皮。

② 固有层：为结缔组织，含有血管、淋巴管和食管腺的导管。在食管下段近贲门处有黏液性的食管贲门腺。

③ 黏膜肌层：为薄层纵行平滑肌。

(2) 黏膜下层：系疏松结缔组织，含血管、淋巴管、神经和食管腺。食管腺是黏液性腺，导管穿过黏膜肌层开口于管腔面。

（3）肌层：由内环行、外纵行两层平滑肌（上 2/3 段可见骨骼肌）组成。两层平滑肌之间可见肌间神经丛，由数个神经细胞和无髓神经纤维组成。

（4）外膜：为薄层疏松结缔组织构成的纤维膜。

2. 胃（stomach）（彩图 15－2、15－3）

观察标本：胃底切片（HE 染色）。

肉眼观察：黏膜染成紫蓝色，向外依次为浅红色的黏膜下层、红色的肌层和染色浅的外膜。

低倍镜观察：胃壁由内向外分为黏膜、黏膜下层、肌层及外膜四层。

（1）黏膜：由内向外分为上皮、固有层和黏膜肌层三层。

① 上皮：为单层柱状上皮。上皮往下凹陷形成胃小凹。柱状细胞的细胞核位居基底部，顶部细胞质充满黏原颗粒而呈浅染的透明区，细胞间分界清楚。在上皮深面的结缔组织中常见与柱状细胞结构相同的管状结构，此系附近胃小凹的切面。

② 固有层：为结缔组织，含血管、淋巴组织、散在的平滑肌细胞和大量的胃底腺。胃底腺位于胃小凹和黏膜肌层之间，是单管状腺，腺腔小，不易看见，主要由壁细胞和主细胞组成。

③ 黏膜肌层：薄，由内环行、外纵行两层平滑肌组成。

（2）黏膜下层：系疏松结缔组织，含较大的血管、淋巴管及黏膜下神经丛。黏膜下神经丛由数个神经细胞和无髓神经纤维组成。

（3）肌层：较厚，由内斜行、中环行、外纵行的平滑肌组成。

（4）外膜：系浆膜，由疏松结缔组织和外表面的间皮构成。

高倍镜观察：胃底腺由 5 种腺细胞组成，重点观察壁细胞和主细胞。

（1）壁细胞：在胃底腺的颈部和体部较多；细胞较大，呈圆形或三角形；细胞核呈圆形，常有双细胞核，居细胞中央；细胞质染成红色。

（2）主细胞：数量多，在胃底腺的体部和底部较多；细胞呈柱状；细胞核呈圆形，位于细胞的基底部；细胞质染成蓝色，细胞顶部的小空泡系酶原颗粒被溶解所致。

（3）颈黏液细胞：数量少，位于胃底腺的颈部；细胞呈柱状或杯状；细胞核呈扁圆形或三角形，位于细胞的基底部；细胞质充满黏原颗粒。

（4）内分泌细胞和干细胞在 HE 染色的标本上不易区分。

3. 十二指肠（duodenum）（彩图 15－4、15－5）

观察标本：十二指肠横切片（HE 染色）。

肉眼观察：黏膜染成紫红色，向外依次为黏膜下层、肌层及外膜。黏膜和黏膜下层向管腔内突起形成环状皱襞。

低倍镜和高倍镜观察：十二指肠壁由内向外分为黏膜、黏膜下层、肌层及外膜四层。

（1）黏膜：

① 上皮：为单层柱状上皮，主要由柱状的吸收细胞构成，含少量的杯状细胞和内分泌细胞。游离面有薄层染成红色的线状结构（即纹状缘）。

② 固有层：为结缔组织，含大量肠腺，丰富的毛细血管、毛细淋巴管、神经、散

在的平滑肌细胞及淋巴组织。小肠腺为单管状腺，开口于相邻的绒毛之间，腺上皮与绒毛上皮相连，细胞构成与小肠上皮相似，小肠腺底部有成群分布的潘氏细胞，在标本上不易看到。

小肠绒毛：为固有层和上皮共同凸向肠腔形成的叶状结构，游离在肠腔内的团状结构是绒毛的横切面。在绒毛的中央，可见管腔较大、由单层内皮构成的中央乳糜管（即毛细淋巴管），管周围有散在的平滑肌细胞。

③ 黏膜肌层：为平滑肌，注意肌细胞的切面形态及排列。

（2）黏膜下层：为疏松结缔组织，含血管、淋巴管及黏膜下神经丛。十二指肠还含黏液性十二指肠腺。腺上皮细胞为锥形或柱状；细胞质染成蓝色或空网状；细胞核呈扁圆形并靠近细胞的基底部；腺泡腔较小，不规则；导管穿过黏膜肌开口在小肠腺的底部或相邻的绒毛之间。

（3）肌层：为内环行、外纵行两层平滑肌，两层肌之间的结缔组织内可找到肌间神经丛。

（4）外膜：为薄层疏松结缔组织和间皮构成的浆膜。

4. 结肠（colon）

观察标本：结肠横切片（HE 染色）。

肉眼观察：肠壁的黏膜染成紫色，向外依次为黏膜下层、肌层及外膜。黏膜和部分黏膜下层向肠腔内的突起为半环形皱襞的切面，肌层局部的膨大为结肠带。

低倍镜和高倍镜观察：

（1）黏膜：无绒毛。由内向外分为上皮、固有层和黏膜肌层三层。

① 上皮：为单层柱状上皮，含较多的杯状细胞。

② 固有层：含大量肠腺和较多淋巴组织。肠腺为单管状腺，开口在黏膜表面。细胞组成与上皮相同，无潘氏细胞。

③ 黏膜肌层：为内环行、外纵行两层平滑肌。

（2）黏膜下层：为疏松结缔组织，含血管、神经、淋巴管及脂肪细胞，无肠腺。

（3）肌层：为内环行和外纵行两层平滑肌。外纵肌在局部增厚形成结肠带，可见三条结肠带。

（4）外膜：为纤维膜或浆膜。

5. 阑尾（appendix）

观察标本：阑尾横切片（HE 染色）。

肉眼观察：阑尾的横切面为管状，腔较小，并可见内容物填充。管壁由内向外分为黏膜层、黏膜下层、肌层及外膜四层。腔面无绒毛、无皱襞。

低倍镜和高倍镜观察：

（1）黏膜：分为上皮、固有层和黏膜肌层三层。

① 上皮：为单层柱状上皮，含杯状细胞较多，常因脱落而不完整。

② 固有层：结缔组织中含肠腺较少，淋巴小结和弥散淋巴组织发达，常突破黏膜肌与黏膜下层的淋巴组织相连。

③ 黏膜肌层：较薄，常常不完整。

（2）黏膜下层：有丰富的淋巴组织。

（3）肌层：较薄，为内环行和外纵行两层平滑肌。

（4）外膜：为浆膜。

（二）示教

1. 小肠淋巴组织

空肠或回肠切片（HE 染色）照片

显示黏膜及黏膜下层的弥散淋巴组织和淋巴小结。

2. 小肠的内分泌细胞

小肠切片（硝酸银染色）照片

显示小肠上皮和肠腺内散在的内分泌细胞（即嗜银细胞）。细胞呈锥体形、圆形或烧瓶形，细胞体内含许多棕黑色的分泌颗粒。

3. 潘氏细胞

小肠切片（HE 染色）照片

显示小肠腺底部的潘氏细胞。细胞呈锥体形，常成群分布，细胞核位于细胞基底部，细胞顶部含粗大的嗜酸性分泌颗粒。

4. 肌间神经丛

小肠切片（HE 染色）照片

显示内环行和外纵行两层平滑肌之间的肌间神经丛，由数个神经细胞和无髓神经纤维组成。

5. 颈黏液细胞

胃切片（HE 染色）照片

显示胃底腺颈部的颈黏液细胞。细胞与杯状细胞形态相似，细胞质染色浅，细胞核呈三角形或半月形，居细胞基底部。

6. 中央乳糜管

小肠切片（HE 染色）照片

显示位于小肠绒毛中央的中央乳糜管。中央乳糜管为纵行的毛细淋巴管，管腔不规则，管壁薄。

（三）电镜结构

1. 壁细胞（parietal cell）

观察微绒毛、细胞内分泌小管、细胞核。

2. 主细胞（chief cell）

观察酶原颗粒、粗面内质网、细胞核、高尔基复合体。

3. 小肠吸收细胞

观察微绒毛、细胞衣、连接复合体。

4. 杯状细胞（goblet cell）

观察细胞核、细胞质、分泌颗粒。

5. 肠道内分泌细胞

观察细胞核、分泌颗粒。

【练习】

（一）选择题（选择一个最佳答案）

1. 壁细胞合成盐酸的部位在_____。
   ① 粗面内质网
   ② 微管泡系统
   ③ 细胞内分泌小管
   ④ 高尔基复合体

2. 胃底腺不能分泌的物质是_____。
   ① 盐酸
   ② 胃蛋白酶原
   ③ 碱性黏液
   ④ 内因子

3. 与恶性贫血的发生有关的是_____。
   ① 潘氏细胞
   ② 壁细胞
   ③ 主细胞
   ④ 肠道内分泌细胞

4. 下列关于小肠结构的描述中，正确的是_____。
   ① 上皮为不含杯状细胞的单层柱状上皮
   ② 上皮的表面黏液细胞游离面有刷状缘
   ③ 黏膜和黏膜下层向肠腔突出形成皱襞
   ④ 上皮、固有层和黏膜肌层向肠腔突出形成绒毛

5. 下列关于阑尾结构的描述中，错误的是_____。
   ① 结构与大肠相似
   ② 上皮常不完整，无杯状细胞
   ③ 肠腺短而小
   ④ 黏膜肌层常不完整

6. 小肠绒毛固有层与吸收无关的结构有_____。
   ① 有孔毛细血管
   ② 平滑肌
   ③ 中央乳糜管
   ④ 淋巴组织

7. 黏膜肌的收缩可以促使_____。
   ① 黏膜与肠腔内容物的接触
   ② 腺体分泌物的排出
   ③ 血液运行
   ④ 以上均是

8. 胃底腺的细胞组成不包含_____。
   ① 壁细胞
   ② 潘氏细胞
   ③ 内分泌细胞
   ④ 主细胞及颈黏液细胞

9. 下列关于食管的描述中，不正确的是_____。
   ① 具有复层扁平上皮
   ② 具有纵行的黏膜肌
   ③ 外膜为纤维膜
   ④ 食管腺为黏液性腺，位于固有层

10. 下列关于结肠特点的描述中，错误的是_____。
    ① 表面光滑，绒毛长短相当
    ② 上皮由吸收细胞和杯状细胞构成

③ 固有层有稠密的大肠腺   ④ 淋巴组织多

（二）名词解释

1. 小肠绒毛   2. 中央乳糜管
3. 小肠腺   4. 壁细胞
5. 主细胞   6. 潘氏细胞

（三）问答题

1. 试述消化管壁的基本结构。
2. 比较胃和小肠黏膜层的结构特点。
3. 比较胃底腺壁细胞和主细胞的光镜结构、电镜结构及功能。
4. 试从小肠的消化吸收功能说明小肠黏膜的形态结构特征。

（四）识图

下图为十二指肠横切面在光镜下的结构草图，请你在图上注明下列结构：绒毛、肠腺、柱状细胞、杯状细胞、中央乳糜管、固有层、黏膜肌层、黏膜下层、十二指肠腺、肌层。

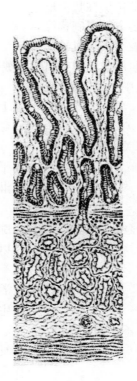

（选择题参考答案：1. ③   2. ③   3. ②   4. ③   5. ②   6. ④

7. ④   8. ②   9. ④   10. ① ）

【英文单词表】

digestive tract [daɪˈʤestɪv trækt]		消化管
mucosa [mjuːˈkəʊsə]		黏膜
lamina propria [ˈlæmɪnə ˈprouprɪə]		固有层
muscularis mucosa [mʌsˈkjuːlərɪs mjuːˈkəʊsə]		黏膜肌层
submucosa [ˌsʌbmjuːˈkəʊsə]		黏膜下层
muscularis [mʌsˈkjuːlərɪs]		肌层
adventitia [ˌædvenˈtɪʃɪə]		外膜
fibrosa [ˈfaibrɔːsə]		纤维膜
serosa [sɪˈrəʊsə]		浆膜
gastric gland [ˈgæstrɪk glænd]		胃腺
parietal cell [pəˈraɪətəl sel]		壁细胞
chief cell [ʧiːf sel]		主细胞
mucosa neck cell [mjuːˈkəʊsə nek sel]		颈黏液细胞
intestinal villus [ɪnˈtestɪnl ˈvɪləs]		小肠绒毛
goblet cell [ˈgɒblɪt sel]		杯状细胞
small intestinal gland [smɔːl ɪnˈtestɪnl glænd]		小肠腺
Paneth cell [pæniθ sel]		潘氏细胞

（杨桂枝）

第十六章　消化腺

Digestive Gland

消化腺包括大消化腺（即三对大唾液腺、胰腺和肝脏）以及分布于消化管壁内的许多小消化腺。大消化腺是实质性器官，由腺细胞组成的分泌部和导管构成。消化腺的分泌物经导管排入消化管，对食物进行消化，有的消化腺还具有内分泌功能。

【目的要求】

1. 掌握浆液性腺、黏液性腺和混合性腺的光镜结构特点。
2. 掌握胰腺的光镜结构。
3. 掌握肝脏的光镜结构和电镜结构。

【实验内容】

（一）光镜观察

1. 肝脏(liver)（彩图 16—1、16—2、16—3）

观察标本：肝脏切片（HE 染色）。

肉眼观察：标本为染成紫红色的实质结构。

低倍镜观察：在肝实质中寻找中央静脉，其腔较大，一般为圆形或不规则形，四周有呈放射状排列的肝细胞索。由中央静脉沿肝细胞索向四周观察，可找到几处结缔组织较多的地方，其内可见血管及单层立方上皮构成的小叶间胆管，此处为门管区。几个相邻门管区范围的肝实质称为肝小叶（注意：人的肝小叶常连成一片，分界不清）。

（1）肝小叶：呈不规则的多边形结构，因相邻肝小叶之间结缔组织很少，并且肝索相互吻合，因而相邻肝小叶之间分界不清楚。肝小叶由中央静脉和大量的肝细胞、肝血窦组成。

① 中央静脉：位于肝小叶的中轴，管腔较大，管壁薄且不完整，可见血窦的开口。

② 肝细胞：从中央静脉向四周观察，有呈放射状排列的肝细胞索，切面上肝细胞索分支吻合成网。

③ 肝血窦：位于肝索之间，为不规则裂隙，与中央静脉相通。

（2）肝门管区：位于相邻肝小叶之间，为疏松结缔组织，含小叶间动脉、小叶间静脉和小叶间胆管三种管道。

① 小叶间动脉：管径较小，管壁较厚。

③ 小叶间静脉：管径大，管壁薄，管腔较大。

③ 小叶间胆管：管壁由单层立方上皮或单层柱状上皮构成。

（3）小叶下静脉：肝小叶间的结缔组织内仅含一条小静脉，管径较中央静脉大，管壁完整，系中央静脉会合后形成的小叶下静脉。

高倍镜观察：

（1）肝细胞：肝细胞索由肝细胞单行排列而成。肝细胞大，呈多边形，细胞质染成红色；细胞核呈圆形，位于细胞中央，染色浅，可见核仁，有的细胞可有两个细胞核。

（2）肝血窦：位于肝索之间，肝血窦的腔较大且不规则，内有血细胞，窦壁由内皮细胞构成。在切片上，内皮细胞多为梭形，细胞核呈扁圆形。在血窦腔内，除染成红色的血细胞外，还可见一种体积较大、形态不规则、细胞核多为卵圆形、细胞质染色较红的细胞，即肝巨噬细胞，又称枯否细胞。

（3）胆小管和窦周隙在标本上不易观察。

2. 胰腺（pancreas）（彩图 16-4）

观察标本：胰腺切片（HE 染色）。

肉眼观察：胰腺由许多紫红色小块组成。

低倍镜观察：胰腺表面有薄层结缔组织被膜，被膜伸入腺体内将胰腺分为许多胰腺小叶，小叶间结缔组织较少，故分界不明显。小叶内有许多紫红色的细胞团（即浆液性腺泡）及单层立方上皮构成的管道，二者组成胰腺的外分泌部。在腺泡间可见散在的大小不等的浅染的细胞团，即胰腺的内分泌部——胰岛。

高倍镜观察：

（1）浆液性腺泡：由锥体形的浆液性细胞组成。浆液性细胞的细胞核呈圆形，染成紫色，位于细胞的基底部；细胞质基部呈嗜碱性，着紫蓝色，顶部细胞质内充满嗜酸性的颗粒。腺泡腔小而不规则，腔内常见有几个染色较浅的细胞（即泡心细胞）。泡心细胞小，细胞质染色很浅而不易看见，常见其细胞核。

（2）导管：闰管的管径很细，管腔小，管壁薄，由单层扁平上皮或单层低立方上皮构成，与泡心细胞相连，向外续连小叶内导管。小叶内导管的管径较粗，管壁为单层立方上皮。小叶间的结缔组织内有由单层立方上皮或单层柱状上皮形成的小叶间导管。

（3）胰岛：为染色浅、大小不等、形态不一的细胞团，周围有少量结缔组织使胰岛与腺泡分隔。胰岛细胞多呈索状或团状排列，细胞呈圆形、椭圆形或多边形；细胞核呈圆形，位于细胞中央；细胞质一般染成浅红色。在 HE 染色的胰腺标本上不能区分胰腺细胞的种类。在胰岛细胞团、索之间可见较多的毛细血管。

3. 下颌下腺（submaxillary gland）（彩图 16-5）

观察标本：下颌下腺切片（HE 染色）。

肉眼观察：标本呈许多不规则的紫红色小块。

低倍镜和高倍镜观察：下颌下腺的表面有薄层结缔组织被膜，并且被膜伸入腺内将腺分为一些不规则的小叶。小叶内含有大量的腺泡、导管及少量结缔组织。下颌下腺为复管泡状的混合性腺。其中黏液性及混合性腺泡较少，浆液性腺泡较多。

（1）浆液性腺泡：由浆液性腺细胞组成，数量多，其腺细胞的情况与胰腺外分泌部的腺泡细胞相似。

（2）黏液性腺泡：由黏液性腺细胞组成，数量较少，细胞呈锥形或高柱状，细胞质染成蓝色或呈空网状，细胞核呈扁圆形并靠近细胞基底部。

（3）混合性腺泡：数量较少，由两种腺细胞共同组成，常见在黏液性腺泡的表面有几个浆液性腺细胞呈半月状附着。

（4）导管：由小至大分为闰管、纹状管、小叶间导管及总导管。闰管位于小叶内，较短，结构同胰腺闰管。纹状管（分泌管）也位于小叶内，管腔较大，管径较粗，管壁由单层高柱状上皮组成。其柱状细胞的细胞质嗜酸性较强，染成红色；细胞核呈圆形，位于细胞上部。小叶间导管位于小叶间结缔组织内，管壁为单层高柱状、假复层柱状或复层柱状上皮，逐级汇合形成总导管。其末端上皮为复层扁平上皮，与口腔上皮相连。

4. 胆囊（gallbladder）

观察标本：胆囊切片（HE 染色）。

肉眼观察：标本为一空腔器官或呈条状，染成紫色者为黏膜，染成红色者为胆囊壁的其他部分。

低倍镜和高倍镜观察：胆囊壁可分为黏膜、肌层和外膜三层。

（1）黏膜：由单层柱状上皮和结缔组织固有层组成。黏膜突出形成许多高矮不一的分支的皱襞，皱襞之间有由上皮下陷形成的黏膜窦，在切面上有时可见呈封闭的腔。

（2）肌层：由内纵行、外环行的平滑肌组成，但较稀疏，排列不规则。

（3）外膜：较厚，大部分为浆膜，与肝附着处为纤维膜。

（二）示教

1. 肝小叶血管

卡红门静脉注射的肝脏切片照片

血管为红色，在一个肝小叶内，中央为中央静脉，四周的血窦呈放射状排列并相连成网。

2. 肝巨噬细胞

活体注射台盼蓝染料的肝脏切片（胭脂红染色或 HE 染色）照片

在肝血窦内可见一种星形细胞，细胞质内吞噬有数量不等的蓝色台盼蓝染料，游离于窦腔内或以伪足附于内皮细胞表面，此为巨噬细胞，即枯否细胞。

3. 胆小管

肝脏切片（高氏改良铬银法或硝酸银染色）照片

胆小管很细，呈棕黑色，相互连接成网。

4. 胰岛

胰腺切片（Gomori 氏改良法）照片

显示胰岛的三种细胞，细胞质染成鲜红色的是 A 细胞，细胞质染成橘红色的是 B 细胞，细胞质染成蓝色的是 D 细胞。

5. 腮腺(parotid gland)

腮腺切片(HE 染色)照片

腺泡全为浆液性腺泡。闰管较长，切面较多，易寻找。导管的上皮多样，有单层柱状上皮、假复层柱状上皮、复层柱状上皮、复层扁平上皮。

6. 舌下腺(sublingual gland)

舌下腺切片(HE 染色)照片

舌下腺由浆液性、黏液性、混合性腺泡组成，但以黏液性腺泡和混合性腺泡为主，浆液性腺泡较少。浆半月较多，无闰管，纹状管不典型。

（三）电镜结构

1. 胰腺腺泡细胞

观察粗面内质网、酶原颗粒、腺泡腔。

2. 肝细胞(hepatocyte)、窦周隙(perisinusoidal space)

观察肝细胞、内皮、内皮间隙、窦周隙、微绒毛。

3. 肝细胞、胆小管

观察粗面内质网、滑面内质网、线粒体、胆小管、微绒毛、溶酶体。

4. 肝血窦(hepatic sinusoid)、枯否细胞(Kupffer cell)

观察肝细胞、内皮、内皮间隙、微绒毛、窦周隙、肝血窦腔、枯否细胞。

【练习】

（一）选择题（选择一个最佳答案）

1. 肝小叶内浸泡在血浆里的细胞是_____。
   ① 肝血窦内皮细胞　　　　　　② 肝细胞
   ③ 枯否细胞　　　　　　　　　④ 储脂细胞
2. 下列关于纹状管特征的描述中，错误的是_____。
   ① 管壁为单层高柱状上皮　　　② 细胞核为球形，位于基底面
   ③ 细胞质呈嗜酸性　　　　　　④ 基底纵纹明显
3. 下列关于储脂细胞特征的描述中，不正确的是_____。
   ① 具有产生纤维的能力和强烈的吞噬功能
   ② 细胞形态不规则
   ③ 细胞内有大小不等的脂滴
   ④ 位于窦周隙内
4. 与肝血窦的血液来去无直接关系的结构是_____。
   ① 小叶间静脉　　　　　　　　② 小叶下静脉
   ③ 小叶间动脉　　　　　　　　④ 中央静脉

5. 下列关于窦周隙的描述中，不正确的是_____。

① 位于肝细胞与肝血窦之间　　② 其内充满血浆

③ 其内常见巨噬细胞和储脂细胞　　④ 肝细胞的微绒毛伸入其间

6. 胰岛细胞能分泌多种物质，但不分泌_____。

① 胰高血糖素　　② 胰岛素

③ 胰蛋白酶　　④ 生长抑素

7. 下列对胰腺泡心细胞的描述中，错误的是_____。

① 细胞呈扁平或立方形　　② 位于腺泡的腔内

③ 细胞核圆形，细胞质染色浅　　④ 由纹状管上皮伸入腺泡形成

8. 肝细胞的功能面不含_____。

① 血窦面　　② 胆小管面

③ 肝细胞连接面　　④ 肝细胞物质交换面

9. 在下列结构中，属于分泌唾液的纯浆液性腺的是_____。

① 腮腺　　② 下颌下腺

③ 胰腺外分泌部　　④ 舌下腺

10. 肝门管区结构不包括_____。

① 小叶间静脉　　② 小叶下静脉

③ 小叶间动脉　　④ 小叶间胆管

（二）名词解释

1. 胰岛　　2. 肝小叶
3. 门管区　　4. 窦周隙
5. 胆小管　　6. 肝血窦
7. 储脂细胞　　8. 枯否细胞
9. 纹状管　　10. 浆半月

（三）问答题

1. 结合功能说明肝细胞的光镜结构和电镜结构特点。
2. 简述肝小叶的结构特点。
3. 联系功能说明肝细胞的毗邻关系。
4. 简述胰腺的结构特点和功能。
5. 比较三种唾液腺的结构特征和功能。
6. 试述肝脏血液循环的特点和胆汁排泄途径。

（四）识图

下图为肝脏的超微结构模式图，请你在图上注明下列结构：肝细胞、肝血窦内皮细胞、枯否细胞、储脂细胞、窦周隙、胆小管、肝细胞血窦面、肝细胞胆小管面和肝细胞连接面。

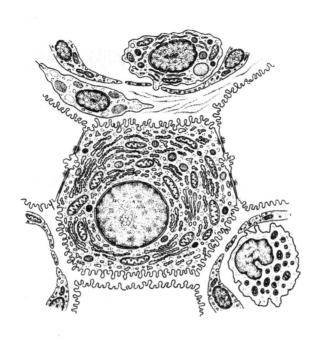

（选择题参考答案：1. ④　　2. ②　　3. ①　　4. ②　　5. ③　　6. ③　

7. ④　　8. ④　　9. ①　　10. ②）

【英文单词表】

digestive gland ［daɪˈdʒestɪv ɡlænd］	消化腺
pancreas islet ［ˈpænkrɪəs ˈaɪlɪt］	胰岛
hepatic lobule ［hɪˈpætɪk ˈlɒbjuːl］	肝小叶
hepatic plate ［hɪˈpætɪk pleɪt］	肝板
hepatic cord ［hɪˈpætɪk kɔːd］	肝索
hepatocyte ［ˈhepətəsaɪt］	肝细胞
hepatic sinusoid ［hɪˈpætɪk ˈsaɪnəˌsɔɪd］	肝血窦
Kupffer cell ［kufə sel］	枯否细胞
perisinusoidal space ［ːperisainʌˈsɔidəl speɪs］	窦周隙
bile canaliculi ［baɪl kæməˈlikjuli］	胆小管
portal area ［ˈpɔːtəl ˈeərɪə］	门管区

（杨桂枝）

第十七章　呼吸系统

Respiratory System

呼吸系统包括鼻、咽、喉、气管、主支气管和肺。从鼻腔到肺内的终末细支气管是气体通道，起传导气体的作用，称之为导气部；从肺内的呼吸性细支气管至末端的肺泡，是气体交换的部位，称之为呼吸部。

【目的要求】

1. 掌握气管的光镜结构。
2. 掌握肺的光镜结构和肺泡的电镜结构。
3. 了解喉的光镜结构。

【实验内容】

（一）光镜观察

1. 气管（trachea）

观察标本：气管横切片（HE 染色）（彩图 17-1）。

肉眼观察：标本为一管状结构。管腔的内表面染成紫蓝色，为黏膜层，其外是染色较浅的黏膜下层，再外的外膜中有"C"形的透明软骨环。

低倍镜和高倍镜观察：气管壁由内向外分为黏膜、黏膜下层和外膜。

（1）黏膜上皮是假复层纤毛柱状上皮，柱状上皮之间有少量杯状细胞。上皮深面为固有层，其疏松结缔组织中含有丰富的血管、神经、淋巴组织及弹性纤维横切面。

（2）黏膜下层为疏松结缔组织，其中分布有较多的由浆液性腺泡和黏液性腺泡组成的混合腺，有时可见腺导管穿过黏膜进入气管腔。

（3）外膜中最明显的结构是"C"形的透明软骨环，其表面是致密结缔组织构成的软骨膜。在软骨环缺口处，可见平滑肌束和结缔组织。

2. 肺（lung）

观察标本：肺切片（HE 染色）（彩图 17-2）。

肉眼观察：切片呈蜂窝状结构，其中有少数管腔大、壁较厚的管状结构，为血管和小支气管的切面。

低倍镜和高倍镜观察：肺实质由大量壁薄、形状不规则的肺泡和肺内支气管的各级分支组成。肺间质是分布于肺泡和各级支气管之间的结缔组织。肺实质可分为导气部和呼吸部。

（1）导气部。

小支气管：管腔大，管壁厚。黏膜层由假复层纤毛柱状上皮、富含弹性纤维的固有层及环形排列的平滑肌束构成，在上皮中可见杯状细胞，固有层中含有弥散淋巴组织。黏膜下层中有混合腺。外膜中有较多软骨片。

细支气管：管壁较薄，分层不明显。内表面覆有假复层纤毛柱状上皮，环形平滑肌束相对增多，而杯状细胞、混合腺及软骨片均减少，甚至消失。

终末细支气管：管径更小，管壁更薄，黏膜常呈现很多皱襞。管壁由单层纤毛柱状上皮、结缔组织和一层完整的平滑肌构成，没有杯状细胞、混合腺和软骨片。

（2）呼吸部。

呼吸性细支气管：管壁的上皮逐渐变为没有纤毛的单层柱状或立方状上皮，最明显的特点是管壁不完整，出现了肺泡开口。

肺泡管：是呼吸性细支气管的分支，其壁上的肺泡开口增多以至管壁极不完整。相邻肺泡开口间有结节状膨大，表面为单层立方或扁平上皮，其内含有少量平滑肌细胞。

肺泡囊：是几个肺泡共同开口的空间，没有结节状膨大。

肺泡：为大小不等、形状不规则的空泡状结构，肺泡壁很薄，覆盖有肺泡上皮和基膜（彩图17-3）。

① Ⅰ型肺泡细胞：为单层扁平细胞，在光镜下不易分辨。

② Ⅱ型肺泡细胞：是分布于Ⅰ型肺泡细胞之间的圆形或多边形细胞，细胞核呈卵圆形，细胞质染色浅。

肺泡隔：指相邻肺泡间的少量结缔组织，富含毛细血管、弹性纤维、巨噬细胞和淋巴细胞。

肺巨噬细胞：位于肺泡隔或肺泡腔内，细胞大，细胞核小，细胞质呈嗜酸性。如吞噬有黑色尘粒，则称之为尘细胞。

（二）示教

1. 喉

喉 HE 染色照片

标本一面比较平整，为喉的外膜；另一面凹凸不平，为喉黏膜面，在喉黏膜面有一明显的小凹陷（即喉室）。在喉室上、下各有一突起，分别为室皱襞和声皱襞。

室皱襞表面为假复层纤毛柱状上皮，固有层和黏膜下层内含有丰富的混合腺及淋巴组织，外膜的结缔组织中有透明软骨。声皱襞表面为复层扁平上皮，固有层内含有大量的弹性纤维束。

2. 肺弹性纤维

肺（弹性染色）照片

肺泡隔内的弹性纤维呈棕黑色。

3. 肺毛细血管网

肺(肺动脉灌注,未染色)照片

显示肺泡隔内的毛细血管网。

(三) 电镜结构

1. 气-血屏障

观察连续毛细血管腔、内皮细胞、基膜、Ⅰ型肺泡细胞、肺泡腔。

2. Ⅱ型肺泡细胞

观察毛细血管腔、肺泡腔、Ⅱ型肺泡细胞、嗜锇板层小体。

3. 肺泡隔

观察肺泡腔、肺泡隔、尘细胞、肺泡孔。

【练习】

(一) 选择题(选择一项最佳答案)

1. 不参与气-血屏障组成的是_____。

　① 连续毛细血管内皮

　② 毛细血管基膜

　③ Ⅰ型肺泡细胞及基膜

　④ Ⅱ型肺泡细胞及基膜

2. 在下列对肺泡表面活性物质的描述中,不正确的是_____。

　① 由Ⅰ型肺泡细胞合成、分泌

　② 由Ⅱ型肺泡细胞合成、分泌

　③ 能降低肺泡表面张力,防止肺泡塌陷

　④ 主要成分是磷脂

3. 随着肺内支气管反复分支,其管壁结构中数量增加的是_____。

　① 杯状细胞　　　　　　　　② 平滑肌束

　③ 混合腺　　　　　　　　　④ 软骨片

4. 在下列对肺泡隔的描述中,正确的是_____。

　① 为位于相邻肺泡之间的薄层结缔组织　　② 含有丰富的毛细血管

　③ 富含弹性纤维　　　　　　　　　　　④ 以上都是

5. 有肺泡开口的肺内支气管是_____。

　① 细支气管　　　　　　　　② 呼吸性细支气管

　③ 终末细支气管　　　　　　④ 小支气管

6. 气管的上皮细胞是_____。

　① 复层扁平上皮　　　　　　② 单层柱状上皮

　③ 复层柱状上皮　　　　　　④ 假复层纤毛柱状上皮

（二）名词解释

1. 支气管树　　　　　　　　　　2. 肺小叶
3. 气－血屏障　　　　　　　　　4. Ⅱ型肺泡细胞
5. 肺泡隔　　　　　　　　　　　6. 肺泡表面活性物质

（三）问答题

1. 结合功能讨论肺呼吸部的结构特点。
2. 简述肺泡隔在肺执行呼吸功能中的重要性。

（四）作业

绘制一幅气－血屏障的电镜结构模式图，并注字说明。

（选择题参考答案：1. ④　　2. ②　　3. ②　　4. ④　　5. ②　　6. ④）

【英文单词表】

respiratory system［rɪsˈpaɪərətərɪ ˈsɪstəm］　　　呼吸系统
trachea［trəˈkiːə］　　　气管
lung［lʌŋ］　　　肺
bronchial tree［ˈbrɒŋkɪəl triː］　　　支气管树
pulmonary lobule［ˈpʌlmənərɪ ˈlɒbjuːl］　　　肺小叶
bronchiole［ˈbrɒŋkɪəʊl］　　　细支气管
terminal bronchiole［ˈtɜːmɪnl ˈbrɒŋkɪəʊl］　　　终末细支气管
respiratory bronchiole［rɪsˈpaɪərətərɪ ˈbrɒŋkɪəʊl］　　　呼吸性细支气管
alveolar duct［ælˈvɪələ dʌkt］　　　肺泡管
alveolar sac［ælˈvɪələ sæk］　　　肺泡囊
pulmonary alveoli［ˈpʌlmənərɪ ælˈvɪəlai］　　　肺泡
type Ⅰ alveolar cell［taɪp wʌn ælˈvɪələ sel］　　　Ⅰ型肺泡细胞
type Ⅱ alveolar cell［taɪp tuː ælˈvɪələ sel］　　　Ⅱ型肺泡细胞
pulmonary surfactant［ˈpʌlmənərɪ sɜːˈfæktənt］　　　肺泡表面活性物质
alveolar septum［ælˈvɪələ ˈseptəm］　　　肺泡隔
alveolar pore［ælˈvɪələ pɔː］　　　肺泡孔
pulmonary macrophage［ˈpʌlmənərɪ ˈmækrəfeɪʤ］　　　肺巨噬细胞
dust cell［dʌst sel］　　　尘细胞
blood-air barrier［blʌd eə ˈbærɪə］　　　气－血屏障

（章　为）

第十八章　泌尿系统

Urinary System

　　泌尿系统包括肾、输尿管、膀胱和尿道。肾是人体主要的排泄器官，以产生尿液的方式排除体内的代谢废物，对人体的水盐代谢和离子平衡起调节作用，以维持机体内环境稳定，此外，肾还能分泌多种生物活性物质。输尿管、膀胱和尿道为排尿器官。

【目的要求】

1. 掌握肾小体、肾小管各段、集合小管的光镜结构。
2. 掌握近曲小管上皮细胞、滤过屏障的电镜结构。
3. 掌握膀胱、输尿管的光镜结构。
4. 了解球旁复合体的组成。

【实验内容】

（一）光镜观察

1. 肾（kidney）

观察标本：肾切片（HE 染色）（彩图 18-1、18-2）。

肉眼观察：肾是实质性器官，标本呈扇形或长方形；一侧圆凸，边缘部染色较深而呈紫红色，为皮质；其深面是染色较浅，为髓质。

低倍镜和高倍镜观察：肾表面有致密结缔组织形成的被膜。肾实质由大量的泌尿小管组成，小管间是结缔组织构成的间质。

（1）皮质：包括皮质迷路和髓放线两部分，皮质迷路内可见许多球形小体（即肾小体），相邻皮质迷路之间有许多纵切的泌尿小管（即髓放线）。

① 皮质迷路：由肾小体和肾小管曲部组成。

肾小体：散在分布于皮质内，由血管球和肾小囊组成。血管球由一团蟠曲的毛细血管组成。血管球外包有双层肾小囊，脏层是有突起的足细胞，外形不易分辨，紧贴于血管球的毛细血管外，其细胞核较大，染色浅，突向肾小囊腔。壁层为单层扁平上皮，在血管极与脏层相续连，在尿极与近端小管相接。脏层与壁层之间的腔隙是肾小囊腔。

近端小管曲部（近曲小管）：近曲小管粗、长，迂曲盘行于肾小体周围，故小管切面数目较多。近曲小管的管径粗，管腔较小且不规则，管壁为单层立方上皮或锥形上皮。细胞核呈圆形，居基底端；细胞质嗜酸性较强，其游离缘有红色线状物（即刷状缘）。细胞分界不清。

远端小管曲部（远曲小管）：与近曲小管相比，远曲小管切面数目较少，管径小，管腔大，腔面整齐，管壁由单层立方上皮构成。细胞质呈弱嗜酸性，刷状缘不明显，但有时可见基底纵纹。

② 髓放线：由近端小管直部、远端小管直部和集合小管组成，小管多为纵切面或斜切面。小管直部的结构与近曲小管、远曲小管相似。

（2）髓质（肾锥体）：包括近端小管直部、细段、远端小管直部和集合小管几部分。

① 近端小管直部、远端小管直部：结构与髓放线中的直部类似。

② 细段：管径小，管壁薄，由单层扁平上皮组成，结构类似于毛细血管，但管腔中没有血细胞，应注意与毛细血管区别。

③ 集合小管：管径粗，管腔大，管壁为单层立方上皮或低柱状上皮。上皮细胞的细胞核排列整齐，细胞质浅染清亮，细胞界限清楚。

2. 膀胱（urinary bladder）

观察标本：膀胱切片（HE 染色）。

肉眼观察：膀胱壁厚，腔呈不规则裂隙。

低倍镜和高倍镜观察：膀胱为空腔器官，膀胱壁由内向外分为黏膜层、肌层和外膜三层。

（1）黏膜层：由变移上皮和含纤维较多的结缔组织固有层组成。黏膜层向腔内突出形成皱襞。

（2）肌层：较厚，分为内纵行、中环行、外纵行三层平滑肌，有时分层不太清楚。

（3）外膜：是富含血管、淋巴管、神经纤维的结缔组织。

3. 输尿管（ureter）（彩图 18-3）

观察标本：输尿管横切片（HE 染色）。

肉眼观察：是一管壁薄、管腔不规则的小管道。

低倍镜和高倍镜观察：管壁分为黏膜、肌层和外膜三层。黏膜上皮是较薄的变移上皮，固有层含有较多的纤维。黏膜层突向管腔形成纵行皱襞，故管腔不规则。肌层为平滑肌，上 2/3 段为内纵行、外环行两层，下 1/3 段为内纵行、中环行、外纵行三层。外膜为疏松结缔组织。

（二）示教

1. 肾血管球出球微动脉、入球微动脉

肾（血管灌注）照片

显示血管球及与其相连的入球微动脉和出球微动脉。

2. 球旁复合体（juxtaglumerular complex）

肾照片（HE 染色）照片

显示球旁细胞和致密斑。

① 球旁细胞：入球微动脉在进入肾小体之前，其管壁的平滑肌细胞转变成立方形或多边形的上皮样细胞。该上皮样细胞的细胞质丰富，浅染，即为球旁细胞。

② 致密斑：位于肾小体血管极三角区，远端小管靠近血管极一侧的上皮细胞变为高柱状，排列紧密，形成致密斑。

3. 球旁细胞(juxtaglomerular cell)

肾(抗肾素抗体的免疫组化染色)照片

显示球旁细胞，球旁细胞内有肾素免疫反应阳性颗粒。

（三）电镜结构

1. 足细胞

观察足细胞体、初级突起、次级突起和裂孔。

2. 足细胞、滤过屏障

观察有孔毛细血管、毛细血管内皮及其上的孔、基膜、足细胞及其突起、裂孔及裂孔膜。

3. 滤过屏障

观察毛细血管内皮及其上的孔、基膜、足细胞次级突起、裂孔及裂孔膜。

【练习】

（一）选择题(选择一个最佳答案)

1. 肾皮质迷路包括_____。
  ① 肾小体、近曲小管、远曲小管　　② 肾小体、近曲小管、细段
  ③ 肾小体、近曲小管、集合小管　　④ 肾小体、远曲小管、细段

2. 不参加滤过屏障组成的是_____。
  ① 有孔毛细血管内皮　　② 足细胞细胞体
  ③ 基膜　　④ 裂孔膜

3. 肾单位不包括_____。
  ① 肾小体　　② 近端小管
  ③ 远端小管　　④ 集合小管

4. 下列对球旁复合体的描述中，正确的是_____。
  ① 球旁复合体由球旁细胞、致密斑和球外系膜细胞组成
  ② 球旁复合体由球旁细胞、致密斑和球内系膜细胞组成
  ③ 球旁细胞由出球微动脉管壁上的平滑肌转化而成
  ④ 致密斑由近曲小管上皮细胞形成

5. 下列对近曲小管的描述中，不正确的是_____。
  ① 近曲小管上皮细胞的细胞质呈嗜酸性
  ② 上皮细胞游离缘有紧密排列的微绒毛

③ 相邻细胞的侧突相互嵌合，致细胞间分界不清

④ 在肾小管各段中，近曲小管的基底质膜内褶最为发达

6. 构成肾小囊脏层的是_____。

① 单层扁平上皮　　　　　　　　　② 单层立方上皮

③ 足细胞　　　　　　　　　　　　④ 内皮细胞

7. 膀胱的黏膜上皮是_____。

① 假复层纤毛柱状上皮　　　　　　② 变移上皮

③ 单层柱状上皮　　　　　　　　　④ 未角化的复层扁平上皮

（二）名词解释

1. 肾单位　　　　　　　　　　　　2. 滤过屏障

3. 球旁复合体　　　　　　　　　　4. 足细胞

5. 肾小体　　　　　　　　　　　　6. 致密斑

（三）问答题

1. 原尿是怎样形成的？

2. 结合功能谈谈近曲小管的结构特点。

（四）识图

1. 下图为肾近曲小管上皮细胞的超微结构模式图，请你在图上注明下列结构：微绒毛、细胞核、质膜内褶、线粒体、侧突。

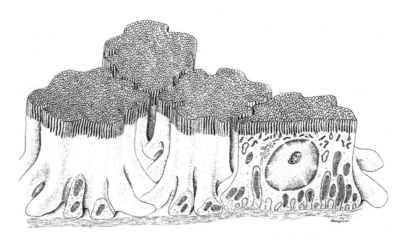

2. 下图为滤过屏障的超微结构模式图，请你在图上注明下列结构：足细胞的次级突起、裂孔膜、基膜、内皮细胞孔、毛细血管腔、肾小囊腔。

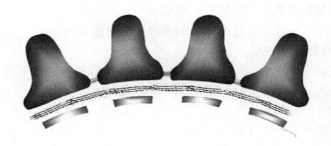

（选择题参考答案：1. ①　　2. ②　　3. ④　　4. ①　　5. ④　　6. ③　　
7. ②）

【英文单词表】

urinary system［'jʊərɪnərɪ 'sɪstəm］	泌尿系统
kidney［'kɪdnɪ］	肾
renal pyramid［'riːnl 'pɪrəmɪd］	肾锥体
medullary ray［meˈdʌlərɪ reɪ］	髓放线
cortical labyrinth［'kɔːtɪkəl 'læbərɪnθ］	皮质迷路
nephron［'nefrɒn］	肾单位
medullary loop［meˈdʌlərɪ luːp］	髓襻
renal corpuscle［'riːnl 'kɔːpʌs(ə)l］	肾小体
glomerulus［gləʊˈmerjʊləs］	血管球
renal capsule［'riːnl 'kæpsjuːl］	肾小囊
podocyte［'pɔːdəsait］	足细胞
slit membrane［slɪt 'membreɪn］	裂孔膜
filtration barrier［fɪl'treɪʃən 'bærɪə］	滤过屏障
renal tubule［'riːnl 'tjuːbjuːl］	肾小管
proximal tubule［'prɒksɪməl 'tjuːbjuːl］	近端小管
distal tubule［'dɪstəl 'tjuːbjuːl］	远端小管
thin segment［θɪn 'segmənt］	细段
collecting tubule［kəˈlektiŋ 'tjuːbjuːl］	集合小管
juxtaglomerular complex［'ʤʌkstəgləʊmeˈrjulə 'kɒmpleks］	球旁复合体
macula densa［'mækjʊlə 'densə］	致密斑
ureter［jʊəˈriːtə］	输尿管
urinary bladder［'jʊərɪnərɪ 'blædə］	膀胱

（章　为）

第十九章　男性生殖系统

Male Reproductive System

男性生殖系统由睾丸、生殖管道、附属腺及外生殖器组成。睾丸是产生精子和分泌雄激素的器官。生殖管道具有促进精子成熟，营养、储存和运输精子的作用。附属腺与生殖管道的分泌物参与精液的组成。

【目的要求】

1. 掌握生精小管上皮各级生精细胞、支持细胞以及睾丸间质细胞的光镜结构特点。
2. 掌握支持细胞和睾丸间质细胞的电镜结构特点。
3. 了解附睾、输精管、前列腺的光镜结构特点。

【实验内容】

（一）光镜观察

1. 睾丸（testis）

观察标本：睾丸切片（HE 染色）（彩图 19－1、19－2）。

肉眼观察：标本呈红色卵圆形。

低倍镜观察：睾丸表面为致密结缔组织构成的白膜，白膜深入实质将后者分为许多小叶，每个小叶内含大量大小不等的生精小管切面，小管间为睾丸间质。生精小管上皮为复层上皮，薄层基膜外是胶原纤维及数层具有平滑肌细胞特征的长扁平细胞（即肌样细胞）。睾丸间质为少量疏松结缔组织，内含丰富的血管，间质内可见单个或成群分布的细胞质染成红色的间质细胞。

高倍镜观察：生精小管的复层上皮由支持细胞和生精细胞两类细胞组成。

（1）支持细胞：数量较少，呈高锥体形，由基膜直达管腔，细胞轮廓不清；细胞质染成浅红色；细胞核较大，呈卵圆形，染色浅，存在明显的核仁和核膜。因支持细胞轮廓不清，故通常根据其细胞核的特点来辨认。

（2）生精细胞：为大小不等的圆形细胞，嵌插在支持细胞内，较支持细胞小而多。由基底到腔面依次为：

① 精原细胞：紧贴基膜，有 1 或 2 层；呈圆形或椭圆形，体积较小；细胞核呈圆

形，染色深，可呈分裂相。

② 初级精母细胞：位于精原细胞浅面，有1~3层；在生精细胞中最大；细胞质染色浅；细胞核大，染色深，常呈分裂相。

③ 次级精母细胞：位于初级精母细胞浅面，大小似精原细胞，细胞质染色浅，细胞核也常呈分裂相。由于这种细胞很快进行第二次成熟分裂，其存在时间很短，在切片中不易见到。

④ 精子细胞：位于生精小管腔面；数量多，体积小；细胞质染成红色；细胞核圆而小，染色深，无分裂相。

⑤ 精子：位于管腔内或嵌插在支持细胞游离端的细胞质内，呈蝌蚪状，头部染成深紫蓝色，尾部不明显。

（3）睾丸间质细胞：呈圆形、卵圆形或多边形，细胞质呈嗜酸性，细胞核大而圆且常偏一侧。睾丸间质细胞是睾丸内分泌雄激素的细胞。

在近睾丸纵隔处，生精小管与管径较细、由单层柱状上皮或单层立方上皮围成的直精小管相续连，进入睾丸纵隔后，移行为不规则的睾丸网，腔面衬以单层立方上皮。

2. 附睾（epididymis）

观察标本：附睾切片（HE 染色）（彩图 19-3）。

肉眼观察：标本为一团染成紫色的结构，由许多小管构成。

低倍镜观察：附睾的实质由两类管道组成，一类腔面整齐，为附睾管的切面；一类腔面不整齐，为输出小管的切面。小管间有少量疏松结缔组织。

高倍镜观察：

（1）输出小管：上皮为纤毛柱状上皮，由高柱状纤毛细胞和低柱状无纤毛细胞相间排列而成，故腔面不整齐。上皮外的结缔组织中含少量环行平滑肌。

（2）附睾管：上皮为假复层柱状上皮，游离面有许多细长的微绒毛。上皮外的结缔组织中含较多的环行平滑肌。

3. 输精管（ductus deferens）

观察标本：输精管切片（HE 染色）（彩图 19-4）。

肉眼观察：标本为一腔小、壁厚、染成红色的小管。

低倍镜观察：管壁由内向外分为黏膜层、肌层和外膜三层，其中肌层最厚。

高倍镜观察：

（1）黏膜层：由假复层柱状上皮及固有膜的结缔组织构成。上皮游离面有许多细长的微绒毛。黏膜局部突向管腔形成皱襞。

（2）肌层：很厚，由内纵行、中环行、外纵行三层平滑肌组成。

（3）外膜：为疏松结缔组织，富含血管、神经。

4. 前列腺（prostate gland）

观察标本：前列腺切片（HE 染色）。

肉眼观察：标本为红色块状，中央有一弧形裂隙为尿道，向尿道隆起的小丘为精阜。

低倍镜观察：结缔组织被膜伸入腺实质内，将后者分为许多小叶。腺泡为管泡状，形态、大小不一，腔面不整齐。有的腺泡腔内有分泌物，有的可见呈同心圆状的红色板层结晶体（即前列腺结石）。

高倍镜观察：被膜及间质内明显可见平滑肌。腺泡上皮因功能不同而表现为多种类型，可为单层扁平上皮、单层立方上皮、单层柱状上皮或假复层柱状上皮等。导管上皮为单层立方上皮或单层柱状上皮，开口于精阜两侧的尿道前列腺部，后者呈半月形，衬以复层柱状上皮，表面高低不平。

（二）示教

精液涂片（玫瑰红染色）照片，显示精子顶体、头、尾。

（三）电镜结构

1. 精子（spermatozoon）
观察精子的头（包括顶体）及尾部各段的结构。
2. 睾丸间质细胞（interstitial cell of testis）
观察间质细胞的细胞质内丰富的滑面内质网、管泡状嵴的线粒体及脂滴。
3. 睾丸支持细胞
观察支持细胞的细胞核及细胞器。

【练习】

（一）选择题（选择一个最佳答案）

1. 组成生精小管上皮的细胞有_____。
   ① 支持细胞和生精细胞　　　　② 支持细胞和间质细胞
   ③ 支持细胞和精原细胞　　　　④ 支持细胞和精子细胞
2. 在下列细胞中，在切片上不易看到的是_____。
   ① 精原细胞　　　　　　　　　② 精子细胞
   ③ 初级精母细胞　　　　　　　④ 次级精母细胞
3. 在下列关于精子的描述中，正确的是_____。
   ① 由精子细胞经减数分裂形成
   ② 离开睾丸时已有受精能力
   ③ 由聚集于鞭毛颈段的线粒体提供能量
   ④ 与生殖管道及附属腺的分泌物共同构成精液
4. 在下列关于精子顶体的描述中，错误的是_____。
   ① 由溶酶体形成　　　　　　　② 外包单位膜
   ③ 含透明质酸酶　　　　　　　④ 含酸性酯酶

5. 在下列关于次级精母细胞的描述中，正确的是_____。

① 位于初级精母细胞的基底侧　　　　② 存在的时间长

③ 分裂后形成精子细胞　　　　　　　④ 染色体组型为 46XY

（二）名词解释

1. 精子的形成　　　　　　　　　　2. 精子的发生

3. 血－睾屏障

（三）问答题

1. 简述精子形成过程中的主要变化。

2. 结合支持细胞的功能阐述其结构特点。

3. 睾丸间质细胞有何功能？具有与哪类细胞相似的哪些结构特点？

（四）识图

下图为睾丸在高倍镜下的结构草图，请你在图上注明下列结构：基膜、支持细胞、精原细胞、初级精母细胞、次级精母细胞、精子细胞、精子、间质细胞。

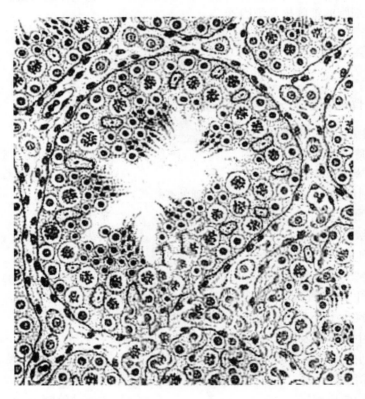

（选择题参考答案：1. ①　　2. ④　　3. ④　　4. ①　　5. ③）

【英语单词表】

seminiferous tubule［ˌsemɪˈnɪfərəs ˈtjuːbjuːl］	生精小管
spermatogenic epithelium［ˌspəmætəˈdʒenik ˌepɪˈθiːljəm］	生精上皮
spermatogonium［ˌspəmætəgouniəm］	精原细胞
primary spermatocyte［ˈpraɪmərɪ spəˈmætəsaɪt］	初级精母细胞
secondary spermatocyte［ˈsekəndərɪ spəˈmætəsaɪt］	次级精母细胞
spermatid［ˈspɜːmətɪd］	精子细胞
spermatozoon［spɜːmətəʊˈzəʊən］	精子
blood-testis barrier［blʌd ˈtestɪs ˈbærɪə］	血－睾屏障
spermatogenesis［ˌspɜːmətəʊˈdʒenɪsɪs］	精子发生
spermiogenesis［ˌspɜːmɪəʊˈdʒenɪsɪs］	精子形成

（周　雪）

第二十章　女性生殖系统
Female Reproductive System

女性生殖系统由卵巢、输卵管、子宫、阴道和外生殖器组成。卵巢产生卵细胞，分泌女性激素。输卵管输送生殖细胞，是受精场所。子宫是产生月经和孕育胎儿的器官。

【目的要求】

1. 掌握卵巢和增生期、分泌期子宫内膜的光镜结构特点。
2. 熟悉输卵管的光镜结构特点。
3. 了解黄体和乳腺的光镜结构特点。

【实验内容】

（一）光镜观察

1. 卵巢(ovary)（彩图 20—1、20—2）

观察标本：卵巢切片（HE 染色）。

肉眼观察：标本呈卵圆形。外周紫红色区域为皮质，其内有大小不等的空泡（即卵泡）。标本中央染色较浅的区域为髓质。

低倍镜和高倍镜观察：卵巢表面被覆单层立方上皮或单层扁平上皮，称之为表面上皮；其深面为致密结缔组织构成的白膜。皮质的结缔组织中含大量卵泡和许多梭形结缔组织细胞。重点观察卵泡。

（1）原始卵泡：数量多，体积小，位于皮质浅层，由中央一个较大的初级卵母细胞和外周一层扁平的卵泡细胞构成。初级卵母细胞较大；细胞质丰富；细胞核大而圆，着色浅，核仁、核膜明显。

（2）初级卵泡：由原始卵泡发育而来，比原始卵泡位置深、体积大。中央的初级卵母细胞增大，外周的卵泡细胞转变为单层立方状、柱状或复层。在初级卵母细胞与卵泡细胞之间出现一层嗜酸性的红色带状结构，称之为透明带。卵泡周围的结缔组织富含梭形细胞，为卵泡膜。

（3）次级卵泡：由初级卵泡发育而来，体积更大。初级卵母细胞继续增大，卵泡细胞间开始出现腔隙并逐渐融合成一个大的卵泡腔，内含粉红色的卵泡液。紧贴透明带的一层卵泡细胞呈柱状并呈放射状排列，称之为放射冠；其余数层卵泡细胞密集排列在卵泡腔周围，构成卵泡壁，称之为颗粒层。初级卵母细胞及其周围的卵泡细胞一起突向卵泡腔内，称之为卵丘。卵泡膜发育成两层，内层富含浅染的梭形或多边形的膜细胞及毛细血管；外层为一般结缔组织。

（4）成熟卵泡：很大，可占据整个皮质厚度，并使卵巢表面隆起。其结构与晚期次级卵泡相似，但卵泡液更多，颗粒层变薄。

（5）闭锁卵泡：不同发育阶段的卵泡退化为闭锁卵泡。其初级卵母细胞退变，细胞核固缩、变形或消失；透明带混浊、肿胀、塌陷、断裂或消失；卵泡细胞变小、脱落；卵泡液减少；卵泡壁塌陷。

晚期次级卵泡或成熟卵泡退化时，卵泡膜内层的膜细胞增生肥大，细胞质丰富，着色浅，排列成索状或团状，外包结缔组织，形成间质腺。

皮质内还可见由纤维和少量梭形细胞组成的浅染的块状结构，即白体。

卵巢中央的髓质由富含血管的疏松结缔组织构成。

2. 子宫（uterus）（彩图 20－3）

观察标本：增生期子宫切片（HE 染色）。

肉眼观察：标本染成紫色的部分为子宫内膜，染成红色的部分为子宫肌层。

低倍镜和高倍镜观察：子宫壁由内向外分为内膜、肌层、外膜三层，重点观察内膜。

（1）内膜：上皮为单层柱状，向固有层结缔组织内凹陷形成管状的子宫腺。腺腔中份略膨大，腔内无分泌物。在子宫腺间的结缔组织内，梭形或星形的基质细胞较多，其细胞体较大，另可见很多小血管的切面。固有层近腔面为功能层，较厚而疏松，深层为基底层，较薄而致密，细胞数量多，两层分界不明显。

（2）肌层：很厚，成束的平滑肌纤维交错排列，故不能明显分层。平滑肌纤维束间有少量结缔组织。

（3）外膜：薄，大部分为浆膜。

与增生期子宫相比，分泌期子宫内膜有以下特点：内膜增厚；子宫腺增多；腔增大，腔内出现分泌物；小动脉切面增多；基质细胞增多、变大。

3. 输卵管（oviduct）（彩图 20－4）

观察标本：输卵管切片（HE 染色）。

肉眼观察：标本为红色管状结构，管腔小而不规则。

低倍镜和高倍镜观察：管壁由内向外分为黏膜、肌层、外膜三层。

（1）黏膜：由单层柱状上皮和固有层组成。黏膜局部突向管腔形成皱襞，峡部的皱襞少且低，壶腹部的皱襞多且高。

① 上皮细胞：有两种，一种游离面有纤毛，被称为纤毛细胞；另一种为分泌细胞。

② 固有层：较薄，疏松结缔组织内有散在有平滑肌纤维。

（2）肌层：有内环行、外纵行两层，在峡部较厚，在壶腹部较薄。

（3）外膜：为浆膜。

（二）示教

1. 黄体（corpus luteum）

黄体切片（HE 染色）照片

显示两种黄体细胞：粒黄体细胞较大，染色浅，细胞核大；膜黄体细胞较小，染成红色，细胞核小。

2. 静止期乳腺（mammary gland in resting state）

静止期乳腺切片（HE 染色）照片

显示静止期乳腺含少量由低柱状上皮构成的腺泡及小导管，前者腔小或不清，后者腔较大。小叶间有大量结缔组织，其中有很多脂肪，血管少。

3. 授乳期乳腺（lactating mammary gland）

授乳期乳腺切片（HE 染色）照片

显示小叶内充满大小不等、形态不一的腺泡；其上皮细胞可呈柱状、锥形或立方柱状；腺泡腔内可见红色的分泌物；小叶间结缔组织少。

（三）电镜结构

黄体细胞（lutein cell）

细胞具有分泌类固醇激素细胞的结构特点。

【练习】

（一）选择题（选择一个最佳答案）

1. 在人体内，可分泌雌性激素的细胞有_____。
   ① 肾上腺皮质束状带细胞　　　　② 睾丸间质细胞
   ③ 卵巢门细胞　　　　　　　　　④ 黄体细胞

2. 不含初级卵母细胞的卵泡有_____。
   ① 原始卵泡　　　　　　　　　　② 初级卵泡
   ③ 次级卵泡　　　　　　　　　　④ 正在排卵的成熟卵泡

3. 卵母细胞第一次成熟分裂完成于_____。
   ① 胚胎时期　　　　　　　　　　② 原始卵泡开始发育时
   ③ 排卵前　　　　　　　　　　　④ 排卵后

4. 卵母细胞第二次成熟分裂完成于_____。
   ① 受精时　　　　　　　　　　　② 原始卵泡开始发育时
   ③ 排卵前　　　　　　　　　　　④ 排卵后

5. 在下列关于卵泡的描述中，正确的是_____。
   ① 由卵原细胞和卵泡细胞组成
   ② 随着年龄的增长卵泡数量逐渐减少

③ 由初级卵母细胞和单层扁平的卵泡细胞构成

④ 自青春期后，所有的原始卵泡均开始发育

（二）名词解释

1. 排卵   2. 黄体
3. 月经周期   4. 间质腺
5. 卵丘   6. 透明带

（三）问答题

1. 卵巢内哪些细胞有内分泌功能？各合成什么激素？有什么结构特点？
2. 月经周期子宫内膜的结构是如何变化的？与卵巢内卵泡的发育有何关系？
3. 试比较各级卵泡的形态结构特点。

（四）识图

下图为一卵巢在光镜下的结构草图，请你在图上注明下列结构：表面上皮、白膜、原始卵泡、初级卵泡、次级卵泡、卵泡腔、卵丘、卵泡壁、间质。

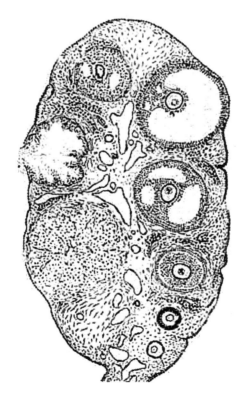

（选择题参考答案：1. ④   2. ④   3. ③   4. ①   5. ②）

【英语单词表】

primordial follicle ［praɪˈmɔːdjəl ˈfɒlɪkl］　　　　原始卵泡

primary follicle ［ˈpraɪmərɪ ˈfɒlɪkl］　　　　　　初级卵泡

secondary follicle ［ˈsekəndərɪ ˈfɒlɪkl］　　　　次级卵泡

mature follicle ［məˈtjʊə ˈfɒlɪkl］　　　　　　　成熟卵泡

corpus luteum ［ˈkɔːpəs ˈuːtiəm］　　　　　　　黄体

atresic follicle ［əˈtrisik ˈfɒlɪkl］　　　　　　　闭锁卵泡

endometrium ［ˌendəʊˈmiːtrɪəm］　　　　　　　子宫内膜

proliferation phase ［prəʊˌlɪfəˈreɪʃən feɪz］　　　增生期

secretory phase ［sɪˈkriːtərɪ feɪz］　　　　　　　分泌期

menstrual phase ［ˈmenstrʊəl feɪz］　　　　　　月经期

（周　雪）

下　篇

胚胎学　Embryology

　　胚胎发育过程是一个连续的动态的发展变化过程，因此，同学们应始终以连贯的、动态的观点，结合老师课堂讲授的内容进行实习，弄懂人体胚胎早期发生和一些主要器官系统的发生过程。

　　胚胎学的实习方法以观察模型、实物标本、实物或镜下图片（电子图片）、教学示意图及录像等为主，结合观察实物标本及组织切片等进行学习。通常，胚胎模型上分别标有蓝、红、黄三种颜色，蓝色示外胚层及其衍生物，红色示中胚层及其衍生物，黄色示内胚层及其衍生物。

第二十一章　人体胚胎学总论

Development of the Early Human Embryo

人体发生是从卵细胞与精子结合形成的受精卵开始的。受精卵经卵裂、胚泡形成和植入子宫内膜而进一步发育，一部分经三胚层的形成分化为胎儿，另一部分发育为胎儿的附属结构，并参与构成胎盘。

【目的要求】

1. 熟悉受精的条件、地点、过程和意义。
2. 熟悉卵裂、胚泡形成及植入过程。
3. 掌握内细胞群的演变及胚层胚盘的形成。
4. 掌握原条及三胚层的形成与分化。
5. 熟悉胚体的形成过程。
6. 了解胚胎各期外形特征。
7. 熟悉胎膜的形成和演变。
8. 掌握胎盘的结构和功能。
9. 了解孪生和联体畸形的形成。

【实验内容】

（一）受精、卵裂、胚泡形成及植入（第 1 周）

1. 观察方法
（1）观看胚胎早期发生的教学录像、电子图片及教学示意图。
（2）依次观察模型：人受精卵—桑葚胚—胚泡—植入系列模型。
2. 观察内容
受精开始于精子与卵细胞接触，两者的细胞膜融合，精子穿入卵子，精子的细胞核和细胞质进入卵细胞内。此时，精子和卵细胞的细胞核分别称为雄性原核和雌性原核。两个原核在细胞中部靠拢，随即核膜消失，染色体互相混合形成二倍体的受精卵（见录像及电子图片）。

受精卵迅速进行分裂（其分裂过程被称为卵裂），产生子细胞（即卵裂球），进入 2 细胞期、4 细胞期。卵裂球逐渐增多，发育为桑葚胚。桑葚胚的细胞继续分裂，进一步发育为中空的胚泡，由滋养层（腔周围由小卵裂球形成的一层扁平细胞）、内细胞群（胚泡一侧滋养层内面由大卵裂球构成的一群细胞）和胚泡腔三部分构成。胚泡于受精后第 6～7 天至第 11～12 天逐渐埋入子宫内膜，即植入（见模型、录像及电子图片）。

3. 示教

兔受精卵，卵裂的 2、4、8、16 细胞期湿封的整装标本——示卵裂。

高倍镜观察：受精卵，卵裂的 2、4、8、16 细胞，受精卵在透明带内不断卵裂，卵裂球数目增多，体积变小，16 细胞期形似桑葚，被称为桑葚胚。

（二）两胚层胚盘（第 2 周）

1. 观察方法

（1）观看胚胎早期发生的教学录像、电子图片及教学示意图。

（2）依次观察模型：胚泡植入—两胚层期系列模型。

2. 观察内容

胚泡滋养层增殖分化为合体滋养层、细胞滋养层和胚外中胚层。内细胞群的细胞继续发育、分化，近滋养层的细胞形成一层单层柱状上皮（即上胚层），邻近胚泡腔处的细胞形成一层单层立方上皮细胞（即下胚层）。上胚层与极端滋养层间形成一腔（即羊膜腔），下胚层周缘向下延伸围成一囊（即卵黄囊）。羊膜腔的底与卵黄囊的顶紧密相贴的上、下胚层形成圆盘状结构，即两胚层胚盘，它是人体发生的原基（见模型、录像及电子图片）。

3. 示教

16 小时鸡胚横切面（胭脂红染色）——示上、下胚层。

低倍镜观察：此时的胚盘横切面由上、下两胚层组成，上胚层是一层柱状细胞，下胚层是位居上胚层下方的一层立方形细胞，两层细胞紧贴在一起（图 21—1）。

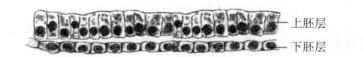

——上胚层

——下胚层

图 21—1　16 小时鸡胚横切面

（三）三胚层胚盘（第 3 周）

1. 观察方法

（1）观看胚胎早期发生的教学录像、电子图片及教学示意图。

（2）依次观察模型：胚泡植入—胚体形成系列模型，人体胚胎系列模型，神经板—神经管系列模型。

2. 观察内容

（1）胚外体腔、体蒂、绒毛膜及绒毛干的形成。

胚外中胚层内出现一些小腔，小腔逐渐融合形成一大腔，称之为胚外体腔。此腔将胚外中胚层分为三部分：衬于滋养层内面和包在羊膜腔表面的部分，为胚外中胚层壁层；覆于卵黄囊表面的部分，为胚外中胚层脏层；连于羊膜腔与滋养层间的部分，为体蒂。第2周滋养层因向周围蜕膜中长出许多不规则的突起（即绒毛）而更名为绒毛膜；第3周胚外中胚层形成并长入绒毛中轴，则为次级绒毛干；以后绒毛中轴出现血管，称之为三级绒毛干（见模型、录像及电子图片）。

（2）三胚层的形成及分化（见模型、电子图片及教学示意图）。

①　原条及中胚层形成：两胚层胚盘尾端中线上胚层细胞增殖，形成一条纵行的细胞索（被称为原条），其头端膨大（被称为原结）。原结细胞在上、下胚层之间向头端长出一细胞索（即脊索）。原条细胞增殖并在上、下胚层之间向周边迁移，一部分细胞进入下胚层并置换下胚层细胞，形成内胚层；而另一部分细胞则形成上、下胚层之间的中胚层。在内胚层和中胚层出现后，上胚层便改称为外胚层。至此，胚盘由内、中、外三个胚层构成，称之为三胚层胚盘。在胚的头、尾端各有一圆形区无中胚层，分别称之为口咽膜和泄殖腔膜。

②　神经管的形成：脊索诱导外胚层增厚，称之为神经板。神经板凹陷发育为神经褶和神经沟。神经沟从颈部向头、尾侧闭合形成神经管。在此过程中，神经板外侧缘的一些细胞迁移到神经管背外侧形成神经嵴。

③　轴旁中胚层、间介中胚层和侧中胚层的形成：神经管两侧的中胚层依次为轴旁中胚层、间介中胚层和侧中胚层三部分。侧中胚层围成胚内体腔，并与胚外体腔相通。

④　原始消化管的形成：在口咽膜与泄殖腔膜之间由内胚层围成的管道被称为原始消化管，分为前肠、中肠、后肠，中肠与卵黄囊相连，后肠向体蒂内长入一盲管（即尿囊）。

3．示教

（1）16小时鸡胚原条期整装片（胭脂红染色）——示原条。

在显微镜下，浅染区即为胚盘。胚盘中线尾侧有一染成深红色的条状结构（即原条），中轴浅染处为原沟。原条的头端膨大为原结，中央色浅处为原凹（图21-2）。

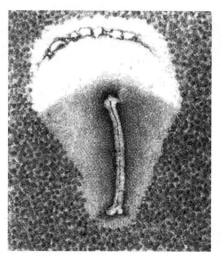

图21-2　16小时鸡胚原条期整装片

（2）鸡胚头突期整装片（胭脂红染色）——示脊索。

在显微镜下，浅染区即为胚盘。胚盘中线尾侧有一染成深红色的条状结构是原条，头端为原结。从原结向头侧迁移形成的深染的细胞索状结构是脊索（头突）（图21－3）。

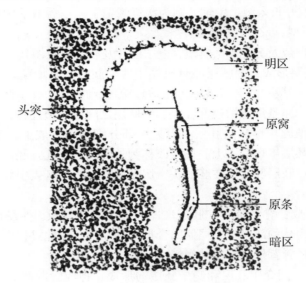

图21－3 18小时鸡胚头突期整装片

（3）24小时鸡胚横切面（胭脂红染色）——示三胚层胚盘。

低倍镜观察：外胚层细胞厚，为单层柱状上皮，中央有一凹陷，即神经沟。内胚层的细胞为单层扁平上皮。在神经沟下方可见脊索，两侧的细胞在内、外胚层之间形成一层，即中胚层（图21－4）。

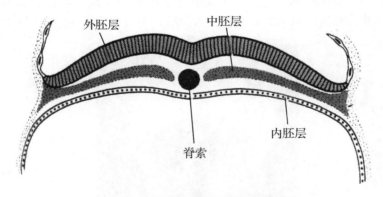

图21－4 24小时鸡胚横切面

（4）33小时鸡胚整装片背面观。

肉眼观察：胚区深染，呈条索状，结构复杂的一端是鸡胚的头端。

低倍镜观察：在胚区中可见外胚层在胚头端分化的神经管呈三个膨大，称之为前脑泡、中脑泡、菱脑泡。前脑泡向两侧突出，被称为视泡。前脑的头端未封闭，称之为前神经孔。胚中段细长的神经管发育为脊髓的一部分。胚尾端第12对体节之后是神经褶和菱形的神经沟，发育为脊髓的尾侧部分。在神经褶尾端的中线处有较短的原条。透过外胚层观察中胚层，可见在脑泡中线上有纵行深染条索状结构，即脊索。胚中段神经管两侧的中胚层由内向外分为三部分：轴旁中胚层（体节）、间介中胚层和侧中胚层。在中脑泡、菱脑泡的一侧，可见深染突出的膨大部，即心突。胚中段尚可见前肠门，为内胚层分化的前肠、中肠的分界，还可见此处向外侧、尾侧延伸的卵黄动脉、卵黄静脉。在胚外区中可见不规则的深染的网状结构，即胚外血管网，深染的细胞团为血岛（图21-5）。

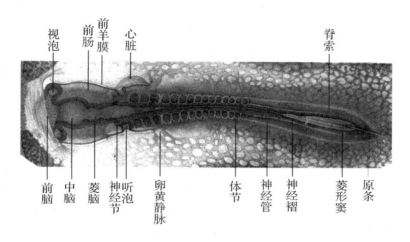

图 21-5 33小时鸡胚整装片背面观

（5）33小时鸡胚横切面（经前肠门）——示三胚层的分化。

低倍镜观察：背侧为外胚层，腹侧为内胚层，卷入胚内形成原始消化管（中肠）。在内、外胚层之间，在中线上可见神经管和脊索。在神经管的背外侧、外侧和腹侧分别可见神经嵴、中胚层以及左主动脉和右主动脉。中胚层由中线向两侧分化为体节、间介中胚层和侧中胚层。侧中胚层的脏层、壁层之间的腔隙是胚内体腔（图21-6）。

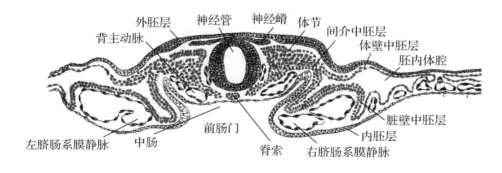

图 21-6 33小时鸡胚横切面（经前肠门）

（四）胚体形成（第4~8周）

1. 观察方法

（1）观看胚胎早期发生的教学录像、电子图片及教学示意图。

（2）依次观察模型：胚体形成系列模型，人体胚胎橡胶系列模型，人体胚胎系列模型。

（3）参观人体胚胎标本陈列室，观察 2 个月内的胚胎实物标本。

2. 观察内容

胚体形成过程中，各部分生长速度不均衡。

第 2 周时，胚盘呈圆盘状。

第 3 周时，胚胎呈倒梨形，出现头褶、尾褶、左侧褶和右侧褶。

第 4 周时，形成头大尾小的圆柱状胚体。圆柱状胚体形成的结果：胚体凸入羊膜腔，浸泡于羊水中；体蒂和卵黄囊连于胚体腹侧脐处，外包羊膜，形成原始脐带；口咽膜和泄殖腔膜分别转到胚体头和尾的腹侧；外胚层包于胚体外表；内胚层卷折到胚体内，形成头尾方向的原始消化管，管中份的腹侧借缩窄的卵黄蒂与卵黄囊通连，管头端由口咽膜封闭，尾端由泄殖腔膜封闭。

第 8 周末，胚胎初具人形，可见颜面、头颈、躯干和发育中的四肢。

3. 示教

（1）21 小时鸡胚头褶期整装片背面观。

低倍镜观察：可见胚区头端有两个染成深红色的重叠的新月形结构。头侧的新月形结构为向头端生长的外胚层与胚外区形成反折的部位，称之为头褶；尾侧的新月形结构为向头端生长的内胚层形成的前肠。在胚的中线可见脊索和原条。脊索两侧可见外胚层增殖形成的神经褶，为一染成深红色的条状结构，褶间的浅染区是神经沟。脊索两侧对称分布的结节状结构为体节（图 21－7）。

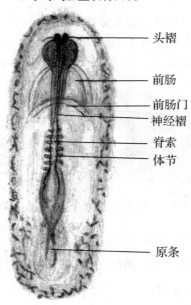

图 21－7　21 小时鸡胚头褶期整装片背面观

（2）24 小时鸡胚纵切面(通过中线)。

低倍镜观察：胚区头端外胚层向腹侧卷曲，形成头褶，内胚层卷入头褶胚体内的部分为前肠，与中肠的分界被称为前肠门(图 21-8)。

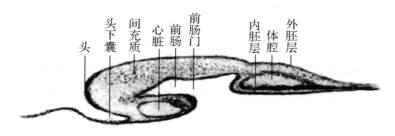

图 21-8　24 小时鸡胚纵切面(通过中线)

（五）胎期胚胎的发育（9～38 周）

1．观察方法

（1）观看胚胎发生的教学录像、电子图片及教学示意图。

（2）参观人体胚胎标本陈列室，观察 3～9 月正常人体胚胎实物标本。

2．观察内容

此期以量变为主，胎儿逐渐长大，各器官、系统继续发育，多数器官出现不同程度的功能活动。各胎龄的胎儿具有一定的长度和外形特征(文中身长为顶臀长)。

12 周：身长 87mm，足长 14mm，眼睑闭合，颈明显，有指甲，外阴出现，可辨性别差异。

16 周：身长 140mm，足长 27mm，头竖直，耳竖起，有趾甲，下肢发育好，生活时胎动明显。

20 周：身长 190mm，足长 39mm，头与躯干出现胎毛，皮肤分泌胎脂，生活时可听出胎心音。

24 周：身长 230mm，足长 50mm，皮肤红、皱，胎体瘦，指甲全出现。

28 周：身长 270mm，足长 59mm，眼重新打开，头发出现，皮肤略皱，生活时早产可活。

32 周：身长 300mm，足长 68mm，指甲平齐指尖，趾甲全出现，皮肤浅红、光滑。

36 周：身长 340mm，足长 79mm，胎体丰满，胎毛基本消失，趾甲平齐趾尖。

足月：胎儿皮下脂肪增多，胸部发育好，睾丸位于阴囊内。

（六）胎膜、胎盘、蜕膜及衣胞

1．观察方法

（1）观看胚胎发生的教学录像、实物图片及教学示意图。

（2）依次观察模型：胚泡植入—胚体形成系列模型，妊娠子宫模型，胎盘模型。

（3）参观人体胚胎标本陈列室，观察各期胚胎实物标本及胎盘实物标本。

2. 观察内容

(1) 胎膜：包括绒毛膜、羊膜、卵黄囊、尿囊和脐带。

① 绒毛膜：由滋养层与胚外中胚层组成。胚胎早期，整个绒毛膜表面的绒毛发育均匀。之后，约 16 周时，由于与包蜕膜相贴的绒毛膜血供匮乏，绒毛逐渐退化消失，形成表面无绒毛的平滑绒毛膜。基蜕膜处的绒毛膜血供充足，绒毛反复分支，生长茂密，称之为丛密绒毛膜。丛密绒毛膜与基蜕膜组成胎盘。

② 羊膜：由羊膜上皮与胚外中胚层组成。羊膜腔的扩大逐渐使羊膜贴于平滑绒毛膜内面。羊膜还覆于胎盘胎儿面及脐带表面。羊膜不断分泌羊水，又不断地吸收羊水，使羊水更新，胚胎在羊水中生长发育。

③ 卵黄囊：由卵黄囊上皮和胚外中胚层组成。早期较大，以后逐渐退化。

④ 尿囊：由尿囊上皮和体蒂处胚外中胚层组成。尿囊血管形成脐动脉、脐静脉。

⑤ 脐带：连于胎儿脐部与胎盘之间。由羊膜包裹体蒂、脐动静脉、卵黄囊和尿囊遗迹形成的条索状结构。

(2) 胎盘的结构。

胎盘由胎儿的丛密绒毛膜和母体的基蜕膜组成。足月胎儿的胎盘呈圆盘状，重约 500g，直径约 15cm～20cm。胎盘的胎儿面光滑，中央或略偏连有脐带，表面覆盖羊膜，透过羊膜可见呈放射状走行的脐血管分支。胎盘的母体面较粗糙，表面为剥离后的基蜕膜，可见 15～30 个由浅沟分隔的胎盘小叶。切面上，可见羊膜下方为较厚的绒毛膜，脐血管的分支行于其中。由绒毛膜发出绒毛干。绒毛干之间为绒毛间隙。子宫螺旋动脉和子宫静脉穿过基蜕膜，开口于绒毛间隙，故绒毛间隙内充以母体血液。胎盘有两套血液循环，两者的血液在各自封闭的管道内循环，互不相混，但可进行物质交换。

(3) 蜕膜：胚泡植入后，子宫内膜更名为蜕膜，分为基蜕膜、壁蜕膜和包蜕膜三部分，基蜕膜参与胎盘的形成（图 21-9）。

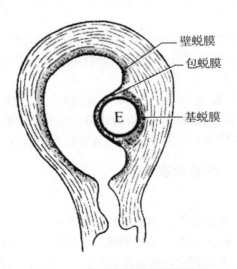

图 21-9　胚胎与子宫蜕膜的关系

（4）衣胞：胎儿足月时，羊膜腔的扩大使羊膜、平滑绒毛膜、包蜕膜和壁蜕膜融合为一层，附于胎盘边缘。胎儿娩出后，该层及胎盘与子宫分离并排出体外，总称为衣胞。

3. 示教

（1）人体胚胎绒毛膜切片（HE 染色）照片。

肉眼观察：在切片中，染紫红色的条、块状物是绒毛，其间的空隙是绒毛间隙，生活时充满血液。

低倍镜观察：绒毛中轴是含血管的结缔组织，其内含具有吞噬功能的大细胞（即 Hofbauer 氏细胞），周边为细胞滋养层和合体滋养层。

高倍镜观察：Hofbauer 氏细胞呈椭圆形，细胞核处于偏心位，细胞质着色浅，有时可见吞噬颗粒。细胞滋养层细胞呈立方形，细胞核较大，细胞质浅染，细胞分界清楚。绒毛表面为合体滋养层，细胞分界不清，细胞核较小，细胞质深染。

（2）人胎盘切片（HE 染色）照片。

肉眼观察：切片呈红色，有浅染的小缝隙，即绒毛间隙。

显微镜观察：切片周边大部分是基蜕膜，一侧为丛密绒毛膜，中央大量不规则切面为绒毛，其间为绒毛间隙。基蜕膜表面的滋养层较薄，主要为合体滋养层。深面的结缔组织中有血管和成群的蜕膜细胞。蜕膜细胞体积大，呈椭圆形或多边形；细胞核呈圆形，染色质细小，核仁明显；细胞质深染，含大量糖原和脂滴。丛密绒毛膜上粗大的绒毛干分支形成较小的绒毛。在绒毛切面上可见中轴的结缔组织中富含血管，周边为着色较深的合体滋养层。

（七）双胎、联胎及多胎

1. 观察方法
（1）观看胚胎发生的教学录像、实物图片及教学示意图。
（2）参观人体胚胎标本陈列室，观察双胎、联胎实物标本。

2. 观察内容
（1）双胎（或称孪生）。
① 双卵双胎由 2 个受精卵发育而来，各有自己的羊膜、绒毛膜和胎盘。
② 单卵双胎由 1 个受精卵发育而来，双胎的性别、血型相同，相貌、指纹相似。
（2）联胎：观察常见的胸腹联胎、头部联胎等标本。
（3）多胎：3 胎以上，多胎可以是单卵性、多卵性或混合性的。

【练习】

（一）选择题（选择一个最佳答案）

1. 精子获能是在＿＿＿＿。
　　① 生精小管内　　　　② 附睾内
　　③ 精液内　　　　　　④ 女性生殖管道内

2. 受精通常发生在_____。

  ① 输卵管壶腹部　　　　　　　　② 输卵管峡部

  ③ 输卵管漏斗部　　　　　　　　④ 子宫

3. 植入发生在_____。

  ① 卵裂早期　　　　　　　　　　② 桑葚胚时期

  ③ 胚泡形成时期　　　　　　　　④ 受精后 48 小时内

4. 脊索是来自_____。

  ① 原条　　　　　　　　　　　　② 原结

  ③ 体节　　　　　　　　　　　　④ 头突

5. 诱导形成神经板的是_____。

  ① 原结　　　　　　　　　　　　② 原条

  ③ 体节　　　　　　　　　　　　④ 脊索

6. 脐带内含有_____。

  ① 一条脐动脉，一条脐静脉　　　② 两条脐动脉，两条脐静脉

  ③ 两条脐动脉，一条脐静脉　　　④ 一条脐动脉，两条脐静脉

7. 在妊娠后期，胎儿生长发育于_____。

  ① 子宫腔　　　　　　　　　　　② 羊膜腔

  ③ 胚外体腔　　　　　　　　　　④ 卵黄囊腔

8. 在下列组织和结构中，由神经管分化而成的是_____。

  ① 内耳螺旋器　　　　　　　　　② 腺垂体

  ③ 神经垂体　　　　　　　　　　④ 心窦房结

9. 在下列关于原条的描述中，错误的是_____。

  ① 决定了胚盘的头尾方向　　　　② 诱导神经板的发生

  ③ 形成中胚层　　　　　　　　　④ 产生脊索

（二）名词解释

1. 获能　　　　　　　　　　　　2. 受精

3. 植入　　　　　　　　　　　　4. 胚盘

5. 蜕膜　　　　　　　　　　　　6. 胎盘屏障

7. 胚泡　　　　　　　　　　　　8. 胎盘

9. 卵裂　　　　　　　　　　　　10. 桑葚胚

11. 体蒂

（三）问答题

1. 简述三胚层的形成。

2. 三胚层主要分化发育为什么组织和器官？

3. 何谓胎盘屏障？胎儿血如何与母体血进行物质交换？

4. 神经管是怎样形成的？其分化如何？无脑儿和脊柱裂是如何形成的？

（四）识图

下图为三周末人胚模式图，请你在图上注明下列结构：脊索、神经管、体表外胚层、轴旁中胚层（体节）、间介中胚层、侧中胚层、胚内体腔、原始消化管。

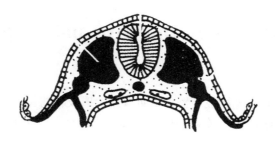

（选择题参考答案：1. ④　　2. ①　　3. ③　　4. ②　　5. ④　　6. ③
7. ②　　8. ③　　9. ②）

【英语单词表】

fertilization ［ˌfɜːtɪlaɪˈzeɪʃən］	受精
fertilized ovum ［fəˈtilaiˈzed ˈəʊvəm］	受精卵
cleavage ［ˈkliːvɪʤ］	卵裂
morula ［ˈmɔːrjʊlə］	桑葚胚
blastocyst ［ˈblæstəʊsɪst］	胚泡（囊胚）
trophoblast ［ˈtrɒfəˌblæst］	滋养层
inner cell mass ［ˈɪnə sel mæs］	内细胞群
implantation ［ˌɪmplɑːnˈteɪʃən］	植入
embryonic disc ［ˌembrɪˈɒnɪk dɪsk］	胚盘
endoderm ［ˈendəʊdɜːm］	内胚层
ectoderm ［ˈektəʊdɜːm］	外胚层
mesoderm ［ˈmesədɜːm］	中胚层
primitive streak ［ˈprɪmɪtɪv striːk］	原条
notochord ［ˈnəʊtəkɔːd］	脊索
neural tube ［ˈnjʊərəl ˈtjuːb］	神经管
placenta ［pləˈsentə］	胎盘

（王　蕾）

第二十二章　颜面、消化系统和
呼吸系统的发生

Development of the Face, Digestive and Respiratory System

鳃弓、鳃沟、鳃膜和咽囊构成鳃器,颜面与颈的形成均与鳃弓有关。
消化系统和呼吸系统的发生关系密切,其大多数器官由原始消化管演变形成。

【目的要求】

1. 了解颜面的形成。
2. 掌握咽囊的位置、分化和甲状腺的发生。
3. 熟悉胃、肠、肝、胰的发生。
4. 了解呼吸系统的发生。

【实验内容】

(一) 鳃器的发生

1. 观察方法
(1) 观看胚胎发生的教学录像、电子图片及教学示意图。
(2) 观察 4~5 周人体胚胎系列模型。
2. 观察内容
在模型中可见胚体呈圆柱形,头、尾弯向腹侧,头端较大。头的尾侧有心膨大,颈不明显,脐带形成。鳃弓位于胚体头部两侧,为间充质增生形成的背腹方向的柱状隆起,由间充质被覆外胚层、内胚层组成,共 6 对(因第 5 对鳃弓很快消失,第 6 对鳃弓也不明显,故仅见 4 对)。第 1 对鳃弓的腹侧份分叉为上颌隆起、下颌隆起。相邻鳃弓间凹陷形成鳃沟,共 5 对(仅见 3 对)。与此同时,前肠头端膨大为原始咽,呈左右较宽、腹背较窄的扁囊。咽侧壁有 5 对咽囊,分别与 5 对鳃沟相对应,二者之间隔以薄层的间充质(称之为鳃膜)。
3. 示教
72 小时鸡胚经鳃弓横切面——示咽与鳃弓(图 22-1)。

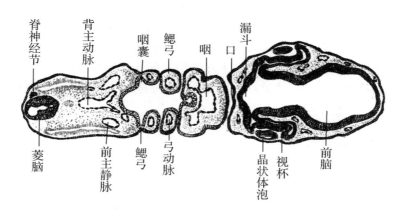

图 22-1 72 小时鸡胚经鳃弓横切面

（二）颜面的形成

1. 观察方法

（1）观看胚胎发生的教学录像、电子图片及教学示意图。

（2）观察 5~8 周人体胚胎颜面发生系列模型（1~6 个）。

（3）参观人体胚胎标本陈列室，观察唇裂畸形胚胎实物标本。

2. 观察内容

（1）早期颜面：由额鼻突、左和右上颌突、左和右下颌突共 5 个突起组成。突起间的凹陷被称为口凹（或称原始口腔），其底与咽头端的内胚层相贴构成口咽膜。额鼻突下缘两侧的外胚层增生形成鼻板。鼻板中央部凹陷形成鼻窝，下缘有沟与口凹相通。鼻板周边部深面的间充质增生使表面形成突起，称之为外侧鼻突和内侧鼻突。

（2）颜面形成：由两侧向正中方向发育。左、右下颌突于面部中线愈合，发育为下颌、下唇和颜面的下部；左、右上颌突先后与外、内侧鼻突愈合，发育形成上颌和上唇外侧部分；额鼻突形成前额、鼻梁；左、右内侧鼻突形成鼻尖、人中、上唇的正中部分；左、右外侧鼻突形成鼻外侧壁和鼻翼；鼻窝向前方的开口转向尾侧，为外鼻孔；鼻窝向深部扩大，形成原始鼻腔，与原始口腔相通。第 4 周末，口咽膜破裂，原始口腔、原始鼻腔和咽相通。外耳位置由低逐渐上移。眼由头的侧面转向腹侧。第 2 月末，颜面初具人形。

（三）咽囊的演变

1. 观察方法

（1）观看胚胎发生的教学录像、电子图片及教学示意图。

（2）观察 4~5 周人体胚胎系列模型，咽囊模型。

2. 观察内容

第 1 对咽囊发育为中耳鼓室和咽鼓管的上皮，第 1 对鳃膜分化为鼓膜，第 1 对鳃沟形成外耳道。

第 2 对咽囊外侧份退化，内侧份形成腭扁桃体的上皮和隐窝。

第 3 对咽囊腹侧份的上皮细胞发育分化为胸腺的上皮性网状细胞，背侧份的上皮细胞发育分化为下一对甲状旁腺的腺细胞。

第 4 对咽囊腹侧份退化，背侧份的上皮细胞发育分化为上一对甲状旁腺的腺细胞。

第 5 对咽囊增生为细胞团，被称为后鳃体。部分神经嵴细胞迁入后鳃体，以后再迁入甲状腺内，分化为滤泡旁细胞。

（四）舌和甲状腺的发生

1. 观察方法

（1）观看胚胎发生的教学录像、电子图片及教学示意图。

（2）观察舌发生系列模型，咽囊模型。

2. 观察内容

在模型中，两侧是鳃弓的切面，依次为第 1 鳃弓的下颌突和第 2、3、4 鳃弓。在下颌突内面，咽底部间充质增生形成 3 个突起。腹侧成对，被称为侧舌突，背侧 1 个即奇结节。在第 2、3、4 鳃弓内面，咽底部间充质亦增生形成隆起，称之为联合突。

侧舌突和奇结节发育成舌体。联合突发育成舌根和会厌。

咽底部联合突和奇结节之间的内胚层向间充质内下陷形成甲状舌管，是甲状腺的发生部位。甲状舌管向颈部正中延伸，末端的细胞增殖，分化成为甲状腺的滤泡上皮细胞。头段退化消失，表面残留一浅凹，即舌盲孔。

（五）胃和肠的发生

1. 观察方法

（1）观看胚胎发生的教学录像、电子图片及教学示意图。

（2）观察人体胚胎系列模型。

（3）操作用纱布及棉花自制的胃肠道及系膜模型，理解胃的位置变化过程，中肠袢的形成，头支、尾支的发育，逆时针方向旋转 270°，头支、尾支返回腹腔的顺序、位置、结局。

2. 观察内容

管状食管的尾侧为膨大成梭形的胃，以腹系膜、背系膜与体壁相连。胃壁生长速度不一致，背侧缘生长较快，形成胃大弯，腹侧缘生长缓慢，形成胃小弯。由于受到网膜囊和大网膜、肝和十二指肠发育的影响，胃的长轴由原来的垂直位变为左上至右下的方位。

中肠头段呈突向腹侧的"C"形袢，以后凸向右侧，并贴附于腹后壁，形成十二指肠。

十二指肠尾侧以下的中肠袢为矢状位的"U"形袢。中肠袢顶部与卵黄蒂相连并以此分为头支和尾支。中肠袢头支发育为空肠和回肠大部，尾支发育为回肠尾部至横结肠右 2/3。尾支上发生的盲肠突是盲肠与阑尾的原基。

后肠头端大部形成横结肠左 1/3、降结肠和乙状结肠。后肠尾端膨大为泄殖腔。尿囊和后肠间的间充质由头侧向尾侧生长，形成尿直肠隔。尿直肠隔最后与泄殖腔膜愈合，将泄殖腔完全分隔成腹侧的尿生殖窦和背侧的原始直肠两部分，泄殖腔膜也被分为尿生殖窦膜和肛膜。尿生殖窦将参与泌尿生殖管道的形成，原始直肠则分化为直肠和肛管上段（齿状线以上）。肛膜外方有一浅凹，称之为肛凹或原凹，将发育为齿状线以下的肛管下段。第 8 周，肛膜破裂，肠腔与外界相通。

（六）肝、胆道与胰腺的发生

1. 观察方法

（1）观看胚胎发生的教学录像、电子图片及教学示意图。

（2）观察人体胚胎系列模型。

2. 观察内容

（1）肝与胆道的发生：前肠末端腹侧壁内胚层细胞长出一囊状突起（即肝憩室），它是肝、胆囊、胆道的原基。肝憩室末端分头支和尾支。头支和横隔内的间充质分化、发育为肝脏和肝管，尾支则发育为胆囊和胆囊管。肝憩室根部发育为总胆管，开口于十二指肠的腹侧，随着十二指肠壁的不均等生长和向右侧转位，总胆管的开口逐渐移向其背内侧。

（2）胰腺的发生：前肠末端近肝憩室尾缘，腹侧壁和背侧壁的内胚层细胞向外增生，形成腹胰芽和背胰芽。腹胰芽随总胆管开口移至背侧，与背胰芽愈合，形成胰头的下份。背胰芽形成胰头的上份和胰尾。腹胰导管与总胆管共同开口于十二指肠乳头。

（七）呼吸系统的发生

1. 观察方法

（1）观看胚胎发生的教学录像、电子图片及教学示意图。

（2）观察舌发生系列模型，咽囊模型。

2. 观察内容

第 4 周，咽底部正中发生一纵行浅沟，即喉气管沟。喉气管沟变深，从尾端向头端愈合成一个长形囊，位于咽的腹侧，即喉气管憩室，它是呼吸系统的原基。

第 5 周，喉气管憩室在食管腹侧增长，末端分为左肺芽与右肺芽，肺芽生长迅速并不断分支。喉气管憩室自上而下发育为喉和气管。左肺芽、右肺芽及其分支发育为左支气管、右支气管和肺。

【练习】

1. 颜面是如何形成的？若发育不全会出现哪些畸形？
2. 咽囊是怎样形成的？它演变成体内哪些器官和结构？
3. 原始消化管分为哪几部分？各部分分化为哪些器官？
4. 试述生理性脐疝。
5. 甲状舌管囊肿、回肠憩室、脐瘘、先天性脐疝、气管食管瘘各由何原因造成？

【英语单词表】

foregut [ˈfɔːgʌt]	前肠
midgut [ˈmɪdˌgʌt]	中肠
hindgut [haɪndgʌt]	后肠
laryngotracheal groove [ˌlərɪŋgəʊˌtrəˈkɪəl gruːv]	喉气管沟
lung bud [lʌŋ bʌd]	肺芽

（王　蕾）

第二十三章　泌尿系统和生殖系统的发生

Development of the Urogenital System

泌尿系统和生殖系统的发生有密切的关系。两大系统的主要器官均发生于间介中胚层，且与尿生殖嵴的发育有关。

【目的要求】

1. 掌握后肾的发生。
2. 了解膀胱、尿道的发生。
3. 了解生殖腺、生殖管道和外生殖器的发生。

【实验内容】

（一）肾和输尿管的发生

1. 观察方法

（1）观看胚胎发生的教学录像、电子图片及教学示意图。

（2）观察泌尿生殖系统发生的位置系列模型，人体胚胎系列模型。

2. 观察内容

（1）前肾和中肾。

在第 4～5 周泌尿生殖系统发生的位置系列模型中，可见体腔后壁中线的两侧有左、右成对的纵行隆起，称之为尿生殖嵴。尿生殖嵴上有一纵沟，将其分为外侧的中肾嵴和内侧的生殖腺嵴。

前肾居头端，较小，体腔面呈许多小块状。

中肾居前肾尾侧，由许多中肾小管组成。在横切面上，体腔上皮深面有横位的中肾小管，呈 "S" 形，其内侧端形成肾小囊，与背主动脉分支来的毛细血管组成肾小体；外侧端通入纵行的中肾管（或称 Wolff duct）。中肾管的末端通入泄殖腔。

左、右中肾管弯向泄殖腔处，各向背外侧发生一个突起，称之为输尿管芽。

（2）后肾和输尿管。

在第 5 周人体胚胎系列模型中，可见横位的中肾小管数量多，组成中肾。纵行的中肾管长，末端通入尿生殖窦。中肾管末端发生的输尿管芽将发生输尿管、肾盂、肾盏及集合小管。生肾索尾侧的生后肾组织，包围输尿管芽的末端，将形成肾小囊和肾小管，末端与集合小管相通，发育成后肾。

人类肾脏的发生过程经历前肾、中肾、后肾 3 个阶段，前肾和中肾退化，后肾执行泌尿功能，成为永久性肾。

（二）生殖腺的发生

1. 观察方法

（1）观看胚胎发生的教学录像、电子图片及教学示意图。

（2）观察泌尿生殖系统发生的位置系列模型，人体胚胎系列模型，第 5 月男、女性盆侧壁模型。

2. 观察内容

在第 5 周人体胚胎系列模型中，可见体腔后壁中线的两侧各有 2 条纵行隆起，即内侧的生殖腺嵴和外侧的中肾嵴。由卵黄囊内胚层发生的原始生殖细胞，于第 6 周沿后肠背系膜迁移至生殖腺嵴。原始生殖细胞与生殖腺嵴的体腔上皮和间充质共同发生性腺。

在第 5 月男性盆侧壁模型中，可见睾丸位于体腔后壁距离骨盆不远处，呈卵圆形，切面上有生精小管和睾丸网。在第 5 月女性盆侧壁模型中，可见卵巢呈卵圆形，稍大，位于体腔后壁距离骨盆不远处。

（三）膀胱、尿道和生殖管道的发生和演变

1. 观察方法

（1）观看胚胎发生的教学录像、电子图片及教学示意图。

（2）观察性别未分化期的盆侧壁模型，第 5 月男、女性盆侧壁模型。

2. 观察内容

在性别未分化期的盆侧壁模型上，可见泄殖腔头侧段被完全分隔。腹侧的尿生殖窦分头、中、尾 3 段。头段较膨大，中、尾段较窄。输尿管通入头段。有 2 套生殖管道：一对中肾管及一对中肾旁管。左、右中肾管的末端通入尿生殖窦的中段。左、右中肾旁管自上而下分 3 段，头段纵行，居中肾管外侧；中段横行，越过中肾管的腹侧；尾段纵行，左右合并，位于尿生殖窦的背侧。左、右中肾旁管的头端开口于腹腔，尾端呈盲端，凸入尿生殖窦中段的背侧壁，在窦腔内形成一结节状隆起，称之为窦结节。

在第 5 月男性盆侧壁模型上，可见尿生殖窦的头段发育为膀胱，中段形成尿道前列腺部和膜部，尾段参与形成尿道海绵体部。中肾旁管退化。与睾丸相邻的 15～20 条中肾小管形成输出小管。中肾管的头段增长并弯曲成为附睾管，尾段形成输精管和射精管。

在第 5 月女性盆侧壁模型上，可见女性尿生殖窦的头段发育为膀胱，中段形成女性尿道，尾段扩大形成阴道前庭。中肾小管和中肾管退化。中肾旁管的头、中段形成输卵管，尾段形成子宫和阴道的穹窿部。窦结节内胚层细胞增生的阴道板于第 5 月演变为阴道的其余部分，外端与阴道前庭之间隔有薄膜（即处女膜）。

（四）外生殖器的发生

1. 观察方法

（1）观看胚胎发生的教学录像、电子图片及教学示意图。

（2）观察泌尿生殖系统发生的位置系列模型，男、女性外生殖器系列模型。

2. 观察内容

在尿生殖窦膜的头侧有一个隆起（即生殖结节），在尿生殖窦膜的两侧各有 2 条隆起，内侧为尿生殖褶，外侧为阴唇阴囊隆起，尿生殖褶之间的凹陷被称为尿道沟。

在男性外生殖器系列模型中，可见生殖结节增长为阴茎，尿生殖褶愈合成尿道海绵体部，阴唇阴囊隆起愈合成阴囊。

在女性外生殖器模型中，可见生殖结节略增大为阴蒂，尿道沟和尿生殖窦尾段扩大成阴道前庭，尿生殖褶形成小阴唇，阴唇阴囊隆起形成大阴唇。

【练习】

1. 试述后肾的发生。

2. 未分化期及分化期的性腺、生殖管道和外生殖器的特点是什么？

3. 多囊肾、隐睾、子宫、阴道闭锁的成因是什么？

4. 试述真两性畸形、假两性畸形的含意。

【英语单词表】

urogenital ridge [jʊərəʊˈdʒenɪtl rɪdʒ]		尿生殖嵴
ureteric bud [juːriːtərik bʌd]		输尿管芽
metanephrogenic tissue [metənefrəgenik ˈtɪsjuː]		生后肾组织

（王　蕾）

第二十四章　心血管系统的发生

Development of the Cardiovascular System

循环系统由间充质发生，第 3 周末胚胎早期血循环的建立是胚胎最早执行功能的系统。

【目的要求】

1. 了解原始心血管系统的建立。
2. 熟悉原始心脏的发生、心脏外形的演变。
3. 掌握心脏内部的分隔。
4. 了解动脉弓的发生与演变。
5. 熟悉胎儿血液循环的途径、特点及生后改变。

【实验内容】

（一）胚胎早期血循环的建立

1. 观察方法
（1）观看胚胎发生的教学录像、电子图片及教学示意图。
（2）观察人体胚胎系列模型。
2. 观察内容
（1）血岛形成：在第 3 周人体胚胎模型中，可见卵黄囊内胚层的外面有许多由中胚层细胞聚集形成的小团块，即血岛。血岛中央的细胞分化为造血干细胞，周边的细胞分化为内皮细胞，内皮细胞围成内皮管。
（2）内皮管网的形成：卵黄囊靠近胚的头、尾侧处，相邻的血岛形成的内皮管相互融合连接，形成内皮管网。与此同时，体蒂、绒毛膜中胚层也以同样方式发生内皮管网。以后，胚体内间充质形成裂隙，周围间充质细胞变扁围成内皮管，继而形成体内的内皮管网。
（3）早期血循环的建立：内皮管网延长、分支，相互连接，形成胚内、胚外的毛细血管网。二者在体蒂处彼此沟通，卵黄囊血岛内的造血干细胞从胚外迁移至胚内，人体胚胎的血循环建立。

（二）心脏的发生

1. 观察方法

（1）观看胚胎发生的教学录像、电子图片及教学示意图。

（2）观察人体胚胎系列模型，心脏的发生、外形演变及内部分隔系列模型。

（3）用纱布袋自制的心管模型进行操作，理解心脏外形的演变过程。

2. 观察内容

（1）原始心脏的发生。

心脏发生于胚盘头端、口咽膜前方的中胚层，即生心区。生心区的中胚层出现一个围心腔，围心腔腹侧的中胚层形成左右并列的一对细胞索，称之为生心板。生心板的中央变空，逐渐形成一对心管。因头褶出现，围心腔和心管转到咽的腹侧，心管转至围心腔的背侧。不久，由于侧褶的发生，一对心管逐渐融合为一条，头、尾端分别与动脉、静脉相连。

（2）心脏外形的演变。

第4周，心管发生两个缩窄环而分为三个部分，从头至尾依次为心球、心室、心房。不久，心房尾端出现一个膨大，被称为静脉窦，窦的尾端分左、右角。因心管比围心腔生长快而呈弯曲状，心球与心室间的部分突向右下方，呈"U"形弯曲；不久，心房逐渐移向心室的背侧，静脉窦随心房进入围心腔，位于心房的背面尾侧，心脏呈"S"形；因腹侧有心球，背侧有食管，心房向两侧扩展膨出于心球的两侧。扩大的心房和心室之间形成一狭窄的房室管。至此，人体胚胎已具备成体心脏外形。

（3）心脏的内部分隔。

① 房室管的分隔：在第4周，房室管背、腹侧壁的中线上，心内膜增厚，分别称为背、腹心内膜垫。至第6周，背、腹心内膜垫的中央部分融合，将房室管分为左、右房室孔。房室孔的心内膜向腔内隆起，发育为二尖瓣和三尖瓣。

② 心房的分隔：第4周末，在原始心房顶部背侧壁的中线处，发生一镰状隔膜，称之为第一房间隔，此隔向心内膜垫生长，将原始心房分为左、右心房。第一房间隔下缘与心内膜垫之间留有一孔，称为第一房间孔。以后，心内膜垫的组织沿第一房间隔的下缘生长，将第一房间孔封闭。封闭前，第一房间隔的头端又发生一孔，称之为第二房间孔，借此左、右心房相通。第5周末，第一房间隔的右侧，由心房顶部腹侧壁又长出一新月形且较厚的隔膜，称之为第二房间隔。第二房间隔的下方留有一孔，即卵圆孔，并与第一房间孔交错重叠。由于第一房间隔很薄，覆盖于卵圆孔，被称为卵圆孔瓣。胚胎期，血液可以从右心房流入左心房。

③ 心室的分隔：第4周末，心室底壁心尖处组织向上凸起形成一半月形的肌性隔膜，称之为室间隔肌部。室间隔向心内膜垫生长，将原始心室分为左、右心室。室间隔肌部与心内膜垫之间留有一孔，称之为室间孔，左、右心室借此相通。第7周末，左右动脉球嵴与心内膜垫的结缔组织向下延伸，形成室间隔膜部，将室间孔封闭，左、右心室则被完全分隔。

④ 动脉干与心球的分隔：第5周，心球的内膜局部增厚，形成两个相互对应的螺

旋形嵴，上段被称为动脉干嵴，下段被称为左右球嵴。第2月，动脉干嵴与左右球嵴在中线融合，形成主动脉肺动脉隔，将动脉干与心球分为两条相互盘绕的管道，一为主动脉，通入左心室；一为肺动脉，通入右心室。主动脉和肺动脉根部的心内膜发生主动脉瓣和肺动脉瓣。

⑤ 静脉窦的演变：第4周末，因回心血流经上、下腔静脉汇入右角，右角变大，左角退化，近端形成冠状窦，远端形成左房斜静脉根部。第7~8周，心房扩展很快，静脉窦及其右角的大部分并入右心房，上、下腔静脉直接通入右心房。原始右心房变为右心耳。原始左心房最初只与一条肺静脉相连，此肺静脉分左、右属支。随心房的扩大，肺静脉根部并入左心房，则4条肺静脉直接通入左心房。原始左心房变为左心耳。

（三）胎儿血循环途径和出生后的变化

1. 观察方法

（1）观看胚胎发生的教学录像、电子图片及教学示意图。

（2）观察足月胎儿血循环标本。

2. 观察内容

（1）胎儿血循环途径。

观察标本，追踪胎儿的血循环途径。胎盘的动脉血由1条脐静脉进入胎体内，在肝下面经静脉导管至下腔静脉，行经肝时分支至肝。由下肢、躯干、消化管来的静脉血也汇入下腔静脉。

下腔静脉的血液入右心房后，大部分经卵圆孔至左心房，再经左心室入主动脉，血液的大部分经无名动脉、左颈总动脉、左锁骨下动脉至头、颈、上肢，少量血液入降主动脉。

头、颈、上肢的静脉血经上腔静脉汇入右心房，至右心室，入肺功脉，血液的大部分入动脉导管并至降主动脉，少量血液入肺。

降主动脉的血液除少量供应躯干、腹部和盆腔器官及下肢外，大部分血液经左、右髂内动脉的分支，即左、右脐动脉经脐至胎盘。

（2）胎儿血循环在出生后的变化。

胎儿出生后，胎盘血循环中断，肺开始呼吸，血循环发生如下变化：

① 脐静脉闭锁，成为肝圆韧带。

② 肝的静脉导管闭锁，成为静脉韧带。

③ 左心房压力增大，两个心房隔紧贴并愈合，左心房和右心房完全分隔。卵圆孔关闭，残留形成卵圆窝，约出生后1年完全封闭。

④ 动脉导管闭锁，成为动脉韧带。

⑤ 脐动脉闭锁，成为脐外侧脐韧带。

【练习】

1. 试述心房、心室的分隔。

2. 房间隔缺损、室间隔缺损是什么结构发育不全所造成的？
3. 何为法洛四联症？形成的原因是什么？

【英语单词表】

cardiogenic plate ［ˌkɑːdɪəʊˈdʒenɪk pleɪt］　　　　生心板

atrioventricular canal ［ˌeɪtrɪəʊvenˈtrɪkjʊlə(r) kəˈnæl］　　房室管

foramen ovale ［fəˈreɪmen əuvəl］　　　　卵圆孔

truncal ridge ［ˈtrʌŋkəl rɪdʒ］　　　　动脉干嵴

（王　蕾）